U0273260

魏稼讲针灸

主编　宋南昌　魏小明

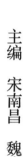

全国百佳图书出版单位
中国中医药出版社
·北 京·

图书在版编目（CIP）数据

魏稼讲针灸 / 宋南昌，魏小明主编 . —北京：
中国中医药出版社，2022.5（2023.9重印）
ISBN 978-7-5132-7499-9

Ⅰ.①魏… Ⅱ.①宋… ②魏… Ⅲ.①针灸疗法—
基本知识 Ⅳ.① R245

中国版本图书馆 CIP 数据核字（2022）第 042281 号

中国中医药出版社出版

北京经济技术开发区科创十三街 31 号院二区 8 号楼
邮政编码 100176
传真 010-64405721
河北新华第二印刷有限责任公司印刷
各地新华书店经销

开本 787×1092 1/16 印张 12.5 彩插 2 字数 257 千字
2022 年 5 月第 1 版 2023 年 9 月第 2 次印刷
书号 ISBN 978-7-5132-7499-9

定价 58.00 元
网址 www.cptcm.com

服 务 热 线 010-64405510
购 书 热 线 010-89535836
维 权 打 假 010-64405753

微信服务号 zgzyycbs
微商城网址 https://kdt.im/LIdUGr
官 方 微 博 http://e.weibo.com/cptcm
天猫旗舰店网址 https://zgzyycbs.tmall.com

如有印装质量问题请与本社出版部联系（010-64405510）

序一

早在 1963 年，南京中医学院（现南京中医药大学，下同）副院长由崑特向卫生部（现国家卫生健康委员会，下同）建议，聘请江西中医学院（现江西中医药大学，下同）教师魏稼参加在合肥召开的全国中医学院试用教材编审会议。会议指定《针灸学讲义》由肖少卿、魏稼和我三人执笔统稿。我们都是南京中医药大学校友，魏兄与我当时正值而立之年。我与魏兄同住一（宿）舍，昼夜相处，令我惊叹，魏兄朴实谦虚，家学深厚，医文通晓，才华横溢，确实是一位不可多得的人才，无怪乎由崑副院长对其青睐有加。

会议空隙，有幸一同游览佛子岭水库，青山绿水，浩渺奔腾，魏兄即兴赋五律诗一首，记得最后两句为"夜来千里外，灯火遍人间"，盛赞水库风光，也抒怀了魏兄的伟大理想。

廿载后，我们又共同作为《中国医学百科全书·针灸学》的编委，负责该书中治疗部分的编撰，我唯魏兄马首是瞻，首从基础内容写起，他整理北宋以前的文献，我则整理南宋以后的文献。

果如我所料，魏兄成绩斐然，提出很多新论点，如热病可灸、阿是探讨、动穴研究均为继往圣开来学之妙笔。多少年来，我与魏兄或鸿雁传书，或相互来访，促膝长谈，故晓知其新观点、新成就，有与荣焉。

庚子年，噩耗传来，魏兄仙逝，使我痛失了一位可亲可佩的挚友，万分悲痛！

近日，得悉魏兄之高足宋南昌教授等诸贤，汇集魏兄之手稿，并回忆其讲学内容，精心整理成册，名曰《魏稼讲针灸》。其内容丰富生动，足以体现魏兄平时呕心沥血之成就，为供针灸界后贤阅读之佳作，相信该书付梓之后，当如魏兄赋诗所言一样，"灯火遍人间"，惠及千家万户。故不揣鄙陋，谨此而为之序。

江苏省海安市中医院
国家级名老中医　夏治平

2021 年 1 月

序二

　　魏稼教授是现今国内著名的中医针灸学专家，中国针灸学会针灸文献专业委员会原主任委员，江西省针灸学会原会长。他注重研读古今医家针灸文献，将针灸的理论与临床实践紧密结合，1987年主编出版了《各家针灸学说》（国内首版），在全国高等中医药院校针灸推拿学专业教学中使用，对拓展学生的知识视野、培养针灸专业人才起到了积极的作用，对整理历代医家的针灸学术思想、学术经验，丰富和完善针灸学术做出了较大的贡献。魏老创立了"无创针灸术"，组织编写了《无创痛针灸学》，进一步推动了中医针灸学术的发展。

　　20世纪80年代中期，魏老受邀来湖南长沙湖南中医学院（现湖南中医药大学，下同）讲学，深受我校师生的欢迎。1987年魏老作为国家中医药管理局全国中医药科研成果评审专家，对我校申报的《经络感传肌电现象的研究》给予了客观、中肯的评价。值此不忘初心，传承与弘扬祖国针灸学术之际，宋南昌、魏小明等同仁将魏老20世纪60—70年代的上课讲稿，以及魏老生前在期刊杂志上发表的相关论文进行整理，拟出版《魏稼讲针灸》一书，这对传承针灸学术实属必要。魏老一生致力于针灸事业，他治学严谨，勤于钻研，是同辈中的骄傲、后学者之楷模。希冀此书对针灸同仁有所裨益。

湖南省针灸学会原会长

主任中医师、教授　严洁

2021年1月25日

序

三

　　魏稼教授是江西都昌人，出身于中医世家，自幼跟随赣中名医叔父魏荷生学习中医，研读经典著作，继承家传医技。20世纪50年代初，魏稼教授从师国内名医赵尔康、徐少廷学针灸，深得其真传；1954—1959年，相继入江西中医进修学校及南京中医学院深造，研修了中西医学课程，受到当代针灸名家承淡安、邱茂良的耳提面命，以优异成绩留江西中医学院任教，从事临床、教学、科研工作。魏稼教授曾任卫生部医学科学委员会委员、江西中医学院教务科研处处长、江西省针灸学会会长及江西省科研、教学、卫生三系列高级职称评委，还受聘为《针灸学辞典》《针灸大成校释》《医学百科全书·针灸分册》《中国针灸大全》《中医杂志》等书籍和刊物的编审、主审或编委等。魏稼教授是江西省和国家级名中医，首批全国名老中医药专家学术经验继承人指导老师，第二届国医大师候选人。魏稼教授终生在中医针灸园地耕耘，理论功底深厚，学术造诣极高，临床经验丰富，是我国现代著名的中医针灸大师、学术泰斗，是江西中医药大学第一代资深教授。他为人质朴诚恳，治学严谨，是一位受人尊敬的仁慈长者，也是我永远尊敬和怀念的老师。

　　魏稼教授长期从事针灸临床，经验丰富，疗效卓著。用针灸方法治疗神经系统病证、痛证、妇儿科诸病证疗效十分显著，在同行和病患中有"神针魏"的称誉。魏稼教授赴突尼斯援外期间应诊两万多人次，为时任总统儿媳及总理夫人针灸治疗获得佳效，使针灸风靡突尼斯，为我国中医药走向世界做出了卓越贡献。

　　魏稼教授学术造诣极高，著作等身，成果斐然：在权威学术杂志发表学术论文百余篇；首创并主编《各家针灸学说》，是各中医药院校的权威教材；提出无创痛针灸的全新概念，出版《无创痛针灸学》，风靡针灸界；一反千百年来热证忌灸说，首提并发表热证可灸论，学术界为之轰动；多次赴国外讲学，获得极高评价。魏稼教授热心培养后学，育人无数，桃李满天下。其著名的弟子有陈日新、洪恩四、宋南昌、谢强、康明非、张桥保、刘敏勇、谌剑飞等，均是当今中医针灸界的翘楚。

魏老于 2020 年 4 月以 88 岁高龄驾鹤仙逝，是中医针灸界无法弥补的巨大损失。现其弟子宋南昌等人，把魏老 20 世纪 60—70 年代的讲稿分门别类，整理集成《魏稼讲针灸》一书。该书重点还原魏老学术思想原意，涉及针灸医学史、常见病诊疗、针刺手法、选穴配穴等内容，同时也将魏老早期的文章、著作文稿等内容收集其中，图文并茂，内容丰富，学术性和可读性强。该书的出版，不仅在学术上传承丰富了魏老的学术思想，为中医针灸界增添了新鲜的学术内容，更是睹著思人，是对魏老最好的纪念和怀思。该书付梓之际，故乐而为之序。

江西省中医药管理局原局长

主任中医师、教授

2021 年 1 月

前言

　　针灸学是中医学的重要组成部分，数千年来深受广大劳动人民的欢迎。该学科是运用针灸方法防治疾病的临床医学，具体来讲是以经络学说为根据，以腧穴之功能主治为基础，以处方配伍为准则，以针刺和艾灸补泻为手段的一门防病治病的临床学科。作为教书育人的专门场所，即中医院校，离不开学科老师的讲授。在20世纪60—70年代，参考资料非常匮乏，查阅资料也非常不便，老师要讲授好一堂课，在备课中需付出很多时间去准备，除反复认真钻研教材、讲义外，还要去图书馆查阅相关资料，记卡片，从中吸取有用内容，丰富讲稿，真可谓"台上一分钟，台下多时功"。现在，我们将魏稼教授最早于1964年撰写的《针灸学讲稿》呈现给大家，从中可看出他付出的诸多心血，除核心内容具体明了外，还收集了不少古医书中所载治病方案、腧穴配方，也不乏当时期刊上所刊登的临床验方，既有国内，更涉及国外，同时也有民间简易方法。

　　由于备课做足了工作，魏稼教授的讲稿对纵横交错的经络循行、星罗棋布的腧穴分布、流派纷呈的针刺艾灸、复杂广泛的临诊病证，融理、法、方（穴）术于一体，与天时、地理、人文息息相关的治疗举措全部囊括，而且，除针灸的主体毫针（体针）外，还有不可忽视的耳针、水针、埋线、割治等微针系统内容，讲起课来颇有趣味，对当今临床仍有不可估量的作用。整理时，因讲稿所跨年代久远，所以我们对讲稿中的一些内容进行了适宜的补充和删改。现今或将来，本讲义都可以作为中医药院校学生、基层医生、广大中医针灸爱好者等群体不可或缺的学习和参考书籍。

宋南昌

2021年1月

目　录

绪　论

应用针刺和艾灸等法刺激体表一定穴位以防治疾病的方法称针灸疗法。

针灸疗法在古代属外治法之一，在现代则属于物理疗法范围。因为针乃机械的刺激，灸为温热的刺激，二者同属物理刺激。至于金属与艾叶的化学成分是否也参与作用，尚有待于探讨。

由于针与灸多配合应用，加之均需施于一定的穴位，故二者很早就结合在一起相提并论，成为一门学科。

一、针灸学的内容和范围

针灸学的内容，主要包括经络、穴位、操作、治疗四部分。其中，经络部分属于针灸学的主要基础理论，穴位部分直观地展现了针灸作用于机体的刺激部位，操作部分体现的是针灸学中涉及的刺激工具与方法，而治疗部分对应的是针灸学在临床辨证施治上的重要环节。

新中国成立以来，由于中西医结合出现了许多新疗法，这就大大地扩展了针灸学领域，但我们认为，这些新疗法必须具有下列两个条件之一者，才能属于针灸学范围：①刺激的工具是针、艾。②刺激的部位是经穴。

二、学习针灸疗法的意义

针灸疗法应用范围甚广，对某些疾病具有独特的疗效，还能用于麻醉，加之工具简便，节省费用，易于掌握，因而学习与推广这一疗法具有重大的现实意义。

三、针灸疗法的起源

（一）针灸疗法是怎样发现的

距今50万年以前，我们的祖先就在祖国辽阔的大地上生息繁衍，他们在生活劳动中通过长期反复的实践—认识—再实践—再认识，创造了中华民族独特的医学针灸疗法。

针法由砭法进化而来，它的出现可能是原始人类在患痈疡而十分痛苦时，本能地用尖锐的石锥石片，刺划皮肤放去脓血而感到轻快。《黄帝内经》多处记载了痈疡宜用砭石治疗。《素问·异法方宜论》就提到了痈疡"其治宜砭石"。《灵枢·玉版》云："故其已成脓血者，其唯砭石铍锋之所取也。"

石针治病的最早发现也可能是无意的，例如当人们患喉咙疼痛时，不慎砸伤或碰伤大指出血，却意外地减轻甚至消除了喉痛，于是认识到刺大指出血可以治咽喉痛。如此不断发现，通过长时期的经验积累，逐步形成了针刺疗法。

至于灸法的始创，也可能如此。

（二）针灸疗法是谁发明的

针灸疗法是我国古代劳动人民在与疾病做斗争中的伟大创造，是人民群众的发明，绝非某些个别"英雄""天才"人物的独创。如《帝王世纪》说"太昊（伏羲）制九针"，《路史》称伏羲"尝草制砭"，唐代孙思邈说"黄帝受命创制九针"等，都是"英雄创造历史"的错误的唯心史观，应该去其糟粕。

（三）针灸疗法产生于什么年代

在距今约 1 万年前，人类就进入了新石器时代，彼时已有较精细的磨光石器。针灸疗法产生于这个时代可能性是很大的：①人类社会是从新石器时代发展到青铜器时代，从古代文献可看出金属针的前身就是石针。如《素问·血气形志》记载"病生于肉，治之以针石也"。《素问·汤液醪醴论》云"镵石针艾治其外也"。《山海经·东山经》云"高氏之山，其上多玉，其下多箴石"。《说文解字》云："砭，以石刺病也。"南北朝全元起注云："砭石者，是古外治之法，有三名，一针石，二砭石，三镵石，其实一也。古来未能铸铁，故用石为针。"石针产生于石器时代是符合社会发展规律的。②考古发现，近代掘出的石锥、石刀，新石器时代遗址掘出的不少骨针，有些针一端尖而另端无孔，有些针则是两端均尖，均可能为治疗工具。新石器时代后期制陶术迅速发展，古箴字为竹头，可能当时还有陶针、竹针。③灸法产生于石器时代也有可能。考古发现 50 万年以前的北京猿人已知道用火，1926 年于北京周口店发掘到含骨化石的地窖中发现有余留灰烬，以及烧过的动物骨骼和土石。《宋史·西夏传》提到氏族公社时期的骨卜即用艾叶作为燃料，据此灸法用艾也是很早的。

（四）针灸产生于什么地区

《素问·异法方宜论》提到了砭石发源于我国的东部地区，因为这些地区多痈疡病，灸法产生于我国北部地区，因为这个地区多寒证。不同的地区有不同的常见多发病，按照不同的病证创造不同的疗法，符合客观事物发展规律。

综上，可见针灸非一人一时一地的产物，它是古代各个时期、各地人民群众长期与疾病做斗争的产物。

四、针灸疗法发展史

（一）夏商至三国时期

夏商至春秋时期为奴隶社会，战国以后转入封建社会。从夏商至三国的中国早期医学，针灸疗法占有很重要的位置，那时针灸疗法相当盛行，并发展成为一门系统的学科。

1. 针灸疗法盛行　从这一时期问世的著作（包括文史及医学方面等）中可以看出当时针灸疗法应用的盛况。如战国时期的作品《山海经》与汉代董仲舒的《春秋》均提到石针，战国时期的《庄子》《孟子》均提到灸法，《左传》也有公元前581年名医医缓为晋侯治病，说病入膏肓，针灸不治的记载。司马迁于公元前91年完成的著作《史记》，有公元前5世纪左右的名医扁鹊（秦越人）针治虢太子尸厥的史料，还记述了公元前180年有个仓公（淳于意）善针，所录25则医案中即有4则用到针灸。公元233—297年陈寿著《三国志·华佗传》记载了华佗为曹操治头风针脑空立愈，并称华佗有两个学生，其中一个叫樊阿，善针，如背部当时一般认为只能针四分，而樊阿则刺1～2寸深。《后汉书》中记载了东汉初年一个善针的渔翁叫涪翁，他把针术传给程高，后来程高又传给郭玉，郭玉做过汉和帝的太医丞，据称有一次和帝时一中贵人（皇室贵族）病了，久治不愈，被他针刺治好了。公元196—204年问世的《伤寒论》共397条，其中有25条提到了针灸。1972年12月《人民画报》载，考古发现山东微山出土的东汉（公元25—220年）画像石上的针灸行医图，描绘了一个半人半鸟的医生，一手切脉一手行针，依次为患者治病的情景（鸟是远古我国东部各氏族作为图腾崇拜的动物，山东是这一崇拜的盛行区。医生作半人半鸟可能由图腾崇拜演化而来）。这一时期针灸疗法还用以治疗兽病。如相传在西周穆王时（公元前10世纪）有刺马颈血治病记载。西汉刘向的《列仙传》记载：黄帝时有一位兽医名叫马师宣，他针刺唇口治病。以上的资料说明针灸疗法在当时应用可以说是处于全盛时期。

2. 针灸疗法已发展成为一门系统的学科 殷墟出土的甲骨文说明，商代已有文字。由于文字的出现和汉代造纸术的发明（相传汉代蔡伦造纸），针灸术已由过去的口头传授转为文字传播。我国古典医籍中现存最早一部医书《黄帝内经》问世后，此后大约在汉代又相继出现了《难经》（托名扁鹊著），两书以很大的篇幅系统地记载了针灸学的内容，如从基础理论到穴位，从针刺工具到操作方法，以及各种疾病的针灸治疗法等，均有较全面的论述，标志着针灸疗法到此时已发展成为一门学科。至于相传华佗著《枕中灸刺经》，涪翁著有《针经》则更是针灸学专著。可惜此两书均已亡佚，是一损失。

3. 金属针逐步取代了石针 我国夏代已有青铜器，传说"禹制九鼎""夏禹之时以铜为兵"（青铜为红铜与锡的合金），但这时青铜器尚少，到了商代青铜器增多了（从殷墟出土文物可证），当时有石工、玉工、骨工、铜工，主要生产生活工具已非石器。到了春秋战国时期冶铁术发明，才逐步完全取代了石器。恩格斯在《家庭、私有制和国家的起源》中说："青铜可造有用的工具和武器，但是还不能完全取代石器，这只有铁才能做到……"金属针代替石针确切的年代难以确定，不过从古代文献记载中可以看出，在《黄帝内经》一书出现之时，正是金属针代替石针的过渡时期，《黄帝内经》所说的不用砭石而用微针之说，加之九针之名均用金字旁，就说明春秋战国时期已经有了金属针的出现。1986年我国在河北满城发掘西汉中山靖王刘胜夫妇古墓时发现墓中有四根金针，这是第一次发现的最古老的金属针。

（二）晋代至唐代

这一时期的针灸学进展，主要有如下几个方面。

1. 针灸学著作较多地出现 我国现存最早的针灸学专著《针灸甲乙经》，为晋代甘肃人皇甫谧所撰（公元215—282年）。作者吸取了《黄帝内经素问》《灵枢经》《黄帝明堂经》三书的精华，总结了晋以前的针灸学成就。此书后来流传到日本、朝鲜等国，对国外影响较大，对国内的针灸学发展也起到了承前启后的作用。晋代葛洪的《肘后备急方》收集的针灸验方特别是灸方甚多，还有针治马病的记载。王叔和的《脉经》则偏重于记载针刺疗法，灸法甚少。

据《隋书·经籍志》著录的自汉至隋初的针灸著作有40种之多，惜多已亡佚。隋代杨上善著《黄帝内经太素》并注解著成《黄帝内经明堂类成》（此书仅存1卷）。唐代孙思邈的《备急千金要方》、王焘的《外台秘要》等均记录了很多的针灸学内容，特别是灸疗验方更多。

相传我国第一部兽医针灸学专著《伯乐针经》在唐代即已印行。

唐代针灸名医甄权曾著《脉经》《针方》《明堂人形图》各1卷（已佚）。据《旧唐书》载，甄氏曾治一人手不能举，针后即能弯弓射箭；又治成君绰颈肿喉闭，不能进食者3天，为针次指端即能进食。这些事例一直流传，在当时曾轰动一时。

2.孔穴数量增多　《黄帝内经》孔穴虽然名为365个，但实际仅160个穴名，《针灸甲乙经》则增至349个穴名。《外台秘要》在此基础上又增8穴。至于经外奇穴，《备急千金要方》《外台秘要》收集甚多，《备急千金要方》还第一次记述了阿是穴的应用。

《北史》提到南北朝医生马嗣明针灸孔穴，往往与《黄帝明堂经》不同，这在一定程度上反映了当时孔穴有迅速增多趋向。

3.出现经穴图　《千金翼方》提到南朝刘宋时医生秦承祖的《明堂图》"多上下倒错，前后易处"，现存敦煌残卷里还保存了南北朝针灸图部分残帙，可见针灸图最晚在南北朝时就已出现。

到了隋唐时代，由于绘画艺术的发展，针灸图出现得更多，现存最早的明堂经穴图是隋代杨上善注《黄帝内经明堂类成》保存的。唐初甄权与孙思邈都从事过针灸图的考订工作，《备急千金要方》中还提到彩色针灸图的绘制问题。

在兽医针灸学方面，唐代还出现了《马经孔穴图》。

4.灸法兴盛　这一时期，灸法逐渐兴盛起来。据传曹操的儿子曹翕曾编写《曹氏灸经》一书，大概是最早的灸疗专著。《肘后备急方》收集的灸方数百，葛氏高度评价灸法的疗效："起死回生，孰如灸法之神且速耶？"唐代王焘则更加贬针崇灸，他在《外台秘要》一书中大量收集灸方，极少涉及针法，认为"针能杀人"，"王道不取针"。从《外台秘要》记载的灸法来看，当时的灸法应用确已洋洋大观，例如八木灸、阳燧灸、隔商陆饼灸、隔葶苈饼灸等，名目繁多，不胜枚举。

《备急千金要方》收集的灸方也是很多的，特别是其中还提到了灸法能预防疾病，若外出到吴蜀一带要灸足三里，常令有灸疮，可免患疟疾等传染病。不过孙氏对针与灸的看法还是比较客观的，认为当针则针，当灸则灸，不失为之论。

敦煌卷子中的《新集备急灸经》据考为唐代（公元682年）的作品，这大概是唐代唯一的灸疗专著。

这一时期针疗法也还被采用，《南史·张邵传》载：南北朝盐城人徐文伯，曾从后废帝出游，遇一孕妇，帝曰腹中是女，文伯则断为双胎，为一男一女。残暴的统治者即欲剖视，文伯曰不必如此，即为针合谷、三阴交，果产下一男一女。这个事例曾盛传一时。即使到了灸法应用的全盛时期唐代，运用针刺疗法的也大有人在。宋代周密《齐东野语》载唐高宗本是个难产儿，其母将产时请了医博士李洞玄进行针治，高宗才得以产下，所以后来高宗有病也爱找针灸医生治疗。据《名医类案》记载，有一次他头痛发作，请来秦鹤鸣这个医生治疗，秦鹤鸣说要在百会、脑户穴放血，太后在帘后听到，认为冒犯了天子尊严，欲加之罪，也许高宗对针灸疗法很信仰，结果还是要秦鹤鸣针治，幸好针到痛止，不然也许要受到迫害的。此外，唐代的狄仁杰对针灸也很有造诣，《集异记》就记述了一个鼻有赘大如拳的患者，狄仁杰为其针风府立落的验案。从以上的医案可以看出，在这一时期针疗法的应用仍然是很普通的。

5. 创立针灸医学教育 《唐书》《新唐书》记载，公元 624 年，唐高祖时设立了太医署，置太医令、太医丞，下有医师、针师、按摩师等，各有博士教学，如针刺即有针博士 1 人，针助教 1 人，针师 10 人，针工、针生各 20 人。

唐代医学教育的创立，是统治者自己为了续命延年，并非为了解除劳动人民的疾苦。

6. 针灸疗法传到朝鲜、日本 公元 541 年，针灸传入朝鲜。公元 693 年，朝鲜置针博士教学，主要是学习《针灸甲乙经》内容。

公元 562 年，吴人知聪携《明堂图》等书去日本讲学。公元 701 年，日本按唐制规定医生必读《黄帝针经》《针灸甲乙经》等书。公元 753 年，扬州人鉴真和尚率数十人去日本，也传播了中医学。公元 763 年，鉴真死于日本，日本人称他为"过海大师"，直至现在他在日本人民中还有广泛影响。公元 808 年，日本编《大同类聚方》，也收载了《黄帝针经》《针灸甲乙经》等内容。公元 1362 年，日本置针博士教学。

从晋到唐，针灸学虽有一定的发展，但与药物治疗的发展相比，其速度是相对减慢的，原因可能是：①《伤寒杂病论》问世后，药物治疗的临证医学有了较大的发展。药治效果提高，易为人们接受，必然影响到针灸的推广应用。②针灸本身最大的缺陷是会给人带来痛苦，即使是灸法，当时盛行的起疱灸，也许较针刺更难忍受。如唐代韩愈诗云"灸师施艾炷，酷若猎火围"可以概见。③操作不当易发生针刺事故，所以王焘说针能杀人，王叔和大谈针灸禁忌，不是没有原因的。

（三）五代至鸦片战争时期

这一时期针灸学的发展有如下几个特点。

1. 针灸学著作大量出现 由于文化的发展，宋代活字印刷术的发明，为出版工作创造了条件，这一时期针灸学专著大量出现，综合性医书中也有大量针灸方面的记载（表 0-1）。

表 0-1 宋代以来涉及针灸学的著作

	针灸学专著	作者	非针灸学专著	作者
宋代	《铜人腧穴针灸图经》	王惟一	《医说》	张果
	《针灸资生经》	王执中	《扁鹊心书》	窦材
	《备急灸法》	闻人耆年	《指南方》	史堪
	《西方子明堂灸经》	西方子	《全生指迷方》	王贶
	《小儿明堂针经》（佚）	吴复生	《洪氏集验方》	洪文安
	《外科灸法论粹新书》（佚）	徐梦符	《太平惠民和剂局方》	
	《司牧安骥集》（兽医）	李石	《太平圣惠方》	王怀隐等
元代	《十四经发挥》	滑伯仁	《儒门事亲》	张子和
	《针经指南》	窦汉卿	《卫生宝鉴》	罗天益
	《针灸节要》	杜思敬	《益宝秘藏》	李东垣
	《针经摘英集》	杜思敬		
	《扁鹊神应针灸玉龙经》	王国瑞		
	《痊骥通玄论》（兽医）	卞宝		
明代	《针灸大成》	杨继洲	《红炉点雪》	龚居中
	《神应经》	陈会	《医学入门》	李梴
	《针灸问对》	汪石山	《名医类案》	江瓘
	《类经图翼》	张景岳	《薛立斋医案全集》	薛立斋
	《奇经八脉考》	李时珍	《古今医统》	徐春甫
	《经络全书》	徐师鲁	《万病回春》	龚廷贤
	《医经小学》	刘纯	《寿世保元》	龚廷贤
	《针灸聚英》	高武	《医学纲目》	楼英
	《针灸选要》		《景岳全书》	张景岳
	《针灸原枢》	吴嘉言	《奇效良方》	方贤
	《杨敬斋针灸全书》	陈言	《针灸要览》	过龙
	《普济方·针灸》		《针灸图经》	姚亮
	《针方六集》	吴崑	《马书》（兽医）	杨明乔
	《元亨疗马集》（兽医）	喻仁等	《万牧纂验方》（兽医）	王愈
清代	《医宗金鉴·刺灸心法要诀》	吴谦	《续名医类案》	魏之琇
	《勉学堂针灸集成》	廖润鸿	《张氏医通》	张璐
	《针灸易学》	李守先	《针灸逢源》	李学川

这一时期针灸学著作特点如下：①内容多互相转抄，重复多，独创少。②更趋向专科化，如有的专论儿科针灸，有的专论外科针灸，有的专论兽医针灸，有的专论经络，有的专论灸法等。③元明以后，以韵文体裁编写了不少针灸歌赋。如窦汉卿的《标幽赋》等，这与唐宋以后诗歌发展有关。④针灸医案较多地出现，如《扁鹊心书》《针灸资生经》《儒门事亲》《卫生宝鉴》《针灸大成》《薛立斋医案全集》《名医类案》《续名医类案》等均载有不少针灸临床验案。此外，不少文史著作中也有一些医案记载，如宋代张舜民的《画墁集》就载有宋仁宗请草泽医针头风，刺风府，针后开眼即曰"好惺惺"，于是风府又名惺惺穴。封建统治者找针灸医生治病历代都是有的。《名医类案》载元代吴中名医徐文中给镇南王妃治病，针合谷、曲池等穴后，命试举手足，立能行动自如。又载明代吴江人盛启东（御医）一天夜半被召入宫，原来是明代宣宗出生时发生了难产，当时其母从锦帐中伸出手来令切脉扎针，很快生下了宣宗。⑤针灸学中的糟粕部分也有增加。

2. 始创铜人经穴模型、石刻经穴图　北宋天圣五年（公元 1027 年）尚药奉御王惟一将经穴刻于石碑，并铸铜人经穴模型两座，一座置于医官院，另一座置于大相国寺仁济殿。南宋时，其中一座流入襄阳，不知所终，另一座被金人掠取。据称公元 1265 年，被金人掠取的铜人又被夺回，并请了一个尼泊尔人整修。公元 1277—1294 年间，石碑和铜人又从开封移去北京。但有人认为现故宫铜人非原物，乃后人仿造。《四库全书·铜人针灸经》记载"今铜人及章氏图皆不传"。传说庚子之役（1900 年）原物被外国人掠去。日本国立博物馆有铜人像，以青铜制成，身长 1.6m，据日人说是来自中国的。1972 年 12 月《人民画报》所摄的铜人像，据称为公元 1027 年所铸，未知是否宋代原物。

明代洪武初年，宋铸铜人及石碑被移入内府，到明英宗时（公元 1443 年）铜像已昏暗难辨，石刻也漫灭不完，于是仿前重做，此像放在明宫，传到清代则放在北京药王庙，后移入太医院。到了嘉靖年间，高武又铸男、妇、儿铜人各一。

清乾隆年间（公元 1736—1796 年）又制了不少铜人，但形体较小，据说当时赐给参加《医宗金鉴》编写工作的医生各一尊。

3. 针灸学内容有了进一步充实和发展　穴位有所增加，十四经穴《针灸资生经》即达 259 个穴名，经外奇穴增加更多。在经穴位置方面，经王惟一与滑伯仁的考订，也扭转了过去混乱的局面。

针刺操作方法有所增加，特别是到了明代，名目繁多，《医学入门》《针灸大成》等著作中就记载了数十种之多，例如三才法、赤凤摇头、龙虎交战、龙虎升腾、子午捣臼、阳中隐阴、阴中隐阳、烧山火、透天凉、苍龙摆尾、苍龟探穴等。

有些较复杂的操作如针拨白内障术,宋代的眼科著作《秘传眼科龙木论》《太平圣惠方》等就已进行了叙述。

在灸法方面,隔物灸法也越来越多,元代齐德之的《外科精义》即有隔蚵蟔灸、隔气火婆虫灸等,薛立斋的著作中也多见。艾卷药条灸大概在明代初年即已开始使用,如雷火神针、太乙神针等可能为当时产物。《针灸资生经》《万病回春》《寿世保元》《医学入门》所述的炼脐法,进一步发挥了灸法能却病延年的作用。《备急灸法》介绍的骑竹马灸法,是种特殊体位的灸法。

在取穴处方方面,子午流注针法迅速发展,徐文伯的《子午流注逐日逐时定穴歌》已开滥觞,元代何若愚的《流注指微赋》被窦汉卿加以发挥进一步推广应用。

应该指出,这一时期的针灸学内容虽然有所充实,但有些内容意义不大,甚至有些内容还带有迷信玄学色彩。因此,针灸学的发展需要推陈出新,既顺应时代潮流,也要结合实际需要。

(1)学术流派形成:汉以前的针灸文献多详于针而略于灸,晋以后又逐步出现了偏主用灸的现象。迄于宋、金、元时代,某些医家进一步从理论上予以发挥,并用以指导临床,取得了一定成就,于是偏主用针、偏主用灸两个流派才正式形成。

偏主用针的代表是金元四大家之一的张子和,张氏倡邪去正安说,偏主攻邪,用药多习用汗、吐、下法,用针灸则尝用放血疗法,《儒门事亲》记述了他不少的临床经验。

偏主用灸的突出代表人物乃宋代的窦材与元代的罗谦甫。窦氏认为阳气对生命活动特别重要,谓"阳精若壮千年寿""阳气若在必长生",着重温补肾阳;罗谦甫则是师承了李东垣温补脾胃的学说,侧重温补脾胃。他们在运用灸法治病方面积累了很多经验,《扁鹊心书》《卫生宝鉴》载有他们不少的医案。

形成这些学术流派的因素:①金元四大家学术思想的影响。②宋以前某些医家的影响。如《黄帝内经》放血疗法与《伤寒论》火逆论对张子和具有一定的影响。葛洪重灸贬针,王叔和大谈针忌,宋代的许多医著如《指南方》《普济本事方》《全生指迷方》《洪氏集验方》《太平圣惠方》等多重灸轻针,《圣济总录》甚至提到很多误针救治问题,这种灸治万能与针刺危险论的出现,对温补派的形成不全无关。③社会风气的影响。如宋代医家喜用温燥药,对温补派的形成有关。④道家注重养阳,对温补派的形成也有一定关系。

重灸派到宋以后似乎渐趋冷落,《太平圣惠方》指出有误灸致死病例,李东垣《兰室秘藏》提到一年轻人患病,灸足三里、气海,导致老年发作热厥、头痛的后患等也许有一定关系。当然，推崇灸法的人还是有的，如明代的龚居中认为针法见效少，而灸法适用于寒热虚实诸证，且有拔山之力，就是突出的一例。

（2）针灸疗法传入欧洲：公元1683年，荷兰医生赖尼在伦敦出版了《论关节炎》一书，大概是把针灸介绍到欧洲的第一人。公元1712年，德国益格西白·凯姆弗在日本学针灸后，写成《海外珍闻录》，也介绍了针灸疗法。公元1863年，法国达勃利写成《中国医学大全》一书，把针灸介绍到法国。18世纪末，法国人路易·白利渥慈首先研究了针灸。

（3）针灸疗法没落：到了明末清初，针灸疗法即已进入到衰落时期。明代李蓘的《黄谷谦谈》云古代治病汤液醪醴甚少，如《黄帝内经》主要是谈针灸，其后方药之说盛行，针道遂寝不讲，灸法亦获仅存，足见当时概况。由于操作不当而出现事故，也可能是衰落的另一原因。《明史·方技传》介绍了当时名医凌汉章少学针灸曾三杀人，凌氏气得把针具抛于水中，奇怪得很，针具竟浮而不沉。凌氏认为这是天命，又择而受之，乃精研其术，治愈了许多患者。有一次他到常熟，遇一产妇难产致死，家人以为不祥抬去火葬，凌氏揣其胸尚温，乃为针刺，良久胎下，妇乃生。虽然其中有些事近乎神话，恐非全无事实根据。

（四）鸦片战争至中华民国时期

此时我国已沦为半封建半殖民地社会，针灸医学如江河日下，濒于灭绝的境地。

清道光二年（公元1822年），政府下诏废止太医院针灸科，"罪名"为："针刺艾灸，究非奉君之所宜。"光绪末年，两江总督官方所订医生考试法也无针灸题。

上层统治阶级说针灸冒犯了他们的尊严，至于"男女授受不亲""祖胸露臂，有伤大雅"等也限制了它的应用。

19世纪初，英美帝国主义以传教办医院为名，敲开了清朝闭关自守的大门。美英帝国主义宣传的西洋医学与他们的奴化教育使民族虚无主义思想泛滥，针灸成为江湖末技，更索为弊履。

由于英美帝国主义入侵，时局动荡，在西医学发展的前提下，西药也逐渐进入国内市场。西药具有快速起效的优势，且西药与中药联合运用发挥满意疗效的案例也不胜枚举。相对而言，针灸疗法过程烦琐且有一定的痛苦，医者在治疗过程中不被重视又觉低人一等，使得针灸疗法逐渐失去了发展机会，以致针灸之路后继乏人。

此一时期的针灸学成就极少，针灸学著作也寥若晨星。清代廖润鸿的《针灸集成》、吴尚先的《理瀹骈文》、赵学敏的《串雅外编》对延续针灸起了一些作用。此外郑梅涧的《重楼玉钥》介绍了针灸在喉科的应用，郭志邃的《痧胀玉衡》记述了作者用放血疗法治痧症的经验。

（五）中华人民共和国成立以后（1949 年以来）

1949 年后，中国共产党主持制订了新的中医政策，奄奄一息的针灸疗法犹如枯木逢春，获得了新生，中华民族璀璨古老文化之一的针灸疗法重新焕发了青春，以旷古未有的高速迅猛地向前发展，取得了如下辉煌成就。

1. 机构设置方面　中医院校有针灸教研组，许多医院设有针灸科，北京等地成立了针灸经络研究所，上海中医学院办过针灸学，南京中医学院办过针灸专科医院……

2. 文献出版方面　1949—1959 年发表的针灸类文章有 2600 多篇，1959—1965 年发表的针灸类文章即达到了 3900 多篇，1966 年以后，针灸类文章更是如雨后春笋，难以数计。至于书籍出版，不但重印了许多古代著作，新的书刊也发行很多。

3. 临床实践方面　由于针灸疗法普遍推广应用，这对提高健康水平、巩固合作医疗起了很大作用。特别是针刺麻醉的成功在世界上引起了巨大的反响。通过实践积累了不少新经验，发现了不少新穴位，1963 年以前穴名即已达千个左右，之后新穴增加更多。

4. 治疗工具方面　创造了许多新疗法，如电针、埋线、割治、水针、头针、面针、耳针、鼻针等。

5. 理论原理研究方面　1949 年以来，各地相继开展了一系列实验研究工作，取得了巨大成就，标志着针灸疗法正在实现从感性认识上升到理性认识的新飞跃。

（六）小结

通过回顾历史，我们可以看出，针灸学的发展是一种波浪式的进程。在我国历史上，其大致可以划分为下述四个阶段：①公元 2 世纪的汉以前，是学科形成和兴盛阶段。②从公元 3 世纪到 17 世纪的明代止，是一个缓慢发展阶段。③从公元 18 世纪至 1949 年以前，是逐步衰落阶段。④从 1949 年中华人民共和国成立以来，是大发展阶段。

第一章　经络与腧穴

第一节　经　络

一、经络概述

（一）经络的含义

经络是分布于人体的许多线路，经与络的含义有别。

经——经过、途经之意，如途经之四通八达。

络——联络、网络之意，如网络之错综联结。

经络是人体的气血运输线，也是机体多部的联结线。由于中医认为它在人体极其重要，故欧洲文献将其译为"生命线"。

（二）经络的起源

经络是怎样起源的？有人说是空想的产物，因为形态学的研究没有证实它的存在。但我们认为它是实践的产物，是起源于实践的：①穴位是人们通过实践发现的，而经络则是在穴位发展到相当多的基础上逐步形成的。古人观察到，同一线路上的穴位作用基本相似，同时对某一脏腑的病变都有治疗作用，于是把它连起来而成为经脉的可能性很大。②内脏的病变有时可以在体表的一定部位出现反应点。如肺病可在中府穴出现压痛过敏，胃病可在足三里穴上下出现过敏反应等。这也是发现经络存在的依据。③刺激感为针感的传导放射部位，往往与经脉的分布一致。

可见，经络绝非虚构，之所以它直到今天仍然能指导临床治愈疾病，说明它能正确地指导实践，具有实用意义。

经络起源于什么时代？这得上溯到针灸的起源。大家知道，远在石器时代，我们的祖先就已运用砭石治病。随着穴位的增多，逐渐形成了经络理论。我国现存最古老的医书《黄帝内经》对经络理论进行了系统而详尽的描述，这说明经络理论体系的形成最晚也应在距今 2000 多年前的春秋战国时代。

（三）经和络的区别与联系

经和络既有联系又有区别，其区别见表 1-1。

表 1-1　经与络的区别

	区　别				
经	深而不见	十二	八脉	直行者	犹大地之江河
络	浮而常见	十五	三百六十五	支而横者	犹原野之百川
	络浅经深		络多经少	络横经直	络小经大

当然，这些区别只是一般而言，不是绝对的。

"经络之相贯，如环无端"，说明了经络之间的密切关系。从经络在人体的分布看，它们之间的确有着千丝万缕的联系。

（四）经络的内容

经络包括十二经脉、奇经八脉、十二经别、十二经筋、十五络脉等，具体内容见表 1-2。

表 1-2　经脉与络脉

	十二经脉	手足三阴三阳经
经 脉	奇经八脉	任脉、督脉、冲脉、带脉、阳维脉、 阴维脉、阳跷脉、阴跷脉
	十二经别	同十二经脉
	十二经筋	
络 脉	十五络脉	十二经及任、督、脾各一络
	三百六十五络	三百六十五穴

此外，络脉还有别络、浮络、横络、孙络等名称。如《医门法律》称："十二经生十二络，十二络生一百八十系络，系络生一百八十缠络，缠络生三万四千孙络。"

十二经脉是经络理论的核心，在临床上最常用，应重点掌握。

十二经脉加任、督二脉称为十四经，这十四条经脉循行线上均有穴位分布。

（五）十二经脉的循行分布

十二经脉的循行分布走向，见图 1-1。

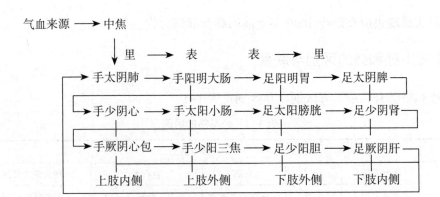

图 1-1　十二经脉的循行次序

十二经脉的循行分布有如下几条规律：

（1）经脉与内脏有特定联系，阴经属脏，阳经属腑。

（2）脏腑表里关系靠经脉联系，一个在胸腹腔，一个在肢末。

（3）阴经分布于四肢内侧，阳经分布于四肢外侧。

（4）太阴、阳明经，分布于四肢前侧；少阴、太阳经分布于四肢后侧；厥阴与少阳经分布于两者之间。

（5）阳经分布到头面，阴经一般不到头面（心经、肝经、任脉除外）。

（6）背部为阳经分布，胸腹部则阴阳经均有。

（7）手三阴经从胸腹走手；手三阳经从手走头面胸腹；足三阴经从足走胸腹；足三阳经从头走躯干、背、下肢。

（8）十二经脉的流注具有一定顺序，其交接部位是：手三阴经在上肢末交于手三阳，手三阳经在头面交于足三阳，足三阳经在下肢末交于足三阴经，足三阴经在胸腹交手三阴经。

（9）十二经脉分布于胸腹腔及其他的部位没有穴位。

（六）关于十四经脉的病证

十四经每经均有所主的病证，根据患者出现的症状判定病变属何经脉，然后选用相关经穴与药物进行治疗，这是中医辨证施治原则之一，表现在针灸临床上更为重要。

各经病证，大致可分为两类。

第一类为经脉病，即病变或症状出现的部位与经脉循行分布的部位一致，如肺经的手臂内前侧痛、足少阳经的胁痛、足太阳经的腓肠肌痉挛、手少阴心经的咽干、手足阳明经的牙痛等均属此类。

另一类为脏腑病，即病变与所属脏腑的失常有关，如伤风感冒之属手太阴肺经病，有些癫狂病之属于足阳明胃经病，有些黄疸、水肿之属于足太阴脾经病等即是。

因此只要记住十四经脉的分布部位与脏腑功能，对于这些病证就不难理解了。

二、经络的作用

经络的生理功能归纳起来是六个字——调节、运输、联络。

（一）调节作用

经络有"调阴阳"的作用，人体的功能活动在正常情况下保持着相对的平衡协调，经络在其中起到了调节作用，例如卫外的阳气要依靠脏腑的营养和血液供给能源，而脏腑的精血又必须有阳气卫护，二者相互资生，相互为用，相互协调，就是依靠经络的作用来实现的，否则就会出现病变，某些疾病如阳旺阴亏的失眠症，通过针刺促进了经络的调整作用，使阴阳重归于相对协调，于是疾病也就痊愈了。

（二）运输作用

《灵枢·本脏》曰："经脉者，所以行血气而营阴阳，濡筋骨，利关节者也。"经脉的运输作用，见图1-2。

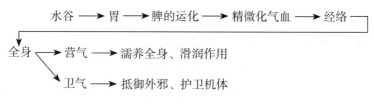

图1-2　机体营养物质的生化转运

（三）联络作用

《灵枢·海论》曰："夫十二经脉者，内属于脏腑，外络于肢节。"十二经脉把机体联系成为一个有机的整体。

调节、运输、联络，三者是互相为用的，调节必须有运输、联络才能实现，运输的本身也就是联络，故不能截然分开。

三、经络的临床应用

经络是病变反应的通路，某些内脏或器官的病变可通过经络反映于体表的一定部位。如有的心脏病，可于肩臂部手少阴经处作痛；匈牙利一医生发现附件炎患者于足太阳膀胱经出现皮疹，于是用此经穴治疗获效。

经络是病邪传递的通路，如外邪可通过经络而内传脏腑，脏腑之间的病变也可通过经脉传变。如有舌赤心烦等心热现象，继之出现小便赤，为心移热于小肠等。

经络是疾病表现的部位，如口眼㖞斜为风邪中络，半身不遂为病邪中经。上齿痛为病在足阳明，下齿痛为病在手阳明等。

现将经络在临床各科的应用简介如下。

1. 内科

（1）外感热病：其发生与发展的过程如图1-3。

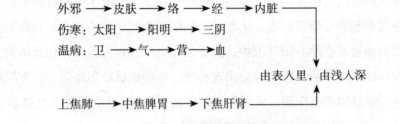

图1-3 经络在内科的应用

伤寒的辨证是离不开经络学说的，如太阳病之头项强痛、腰脊痛等，太阴病之腹满、腹痛等，阳明病之身热、鼻干、腹满痛等，少阴病之咽干、喉痛等，少阳病之耳聋、目眩、胸胁苦满等，厥阴病之头痛、心中疼热等。

温病辨证也经常运用经络学说。

（2）杂病：内科许多杂病辨证都很强调经络。

如中风病分为中经络与中脏腑。其中中经络：正气不足──→络脉空虚──→风邪入侵──→引动湿痰，闭阻经络──→气血运行不畅──→风邪中经络，口眼㖞斜，半身不遂。其治以祛风通络，养血和营，常用大秦艽汤，以地黄、白芍、当归、川芎等养血活血，血行风自灭也，又以秦艽、羌活、防风等祛风，白术、茯苓化痰。

治面瘫的名方牵正散也是祛风通络之剂。

又如常见的痹证，因风、寒、湿邪侵入人体，流注经络，气血受阻而发病，故治关节痛多用活血通络之剂，如小活络丹（地龙、乳香、没药、乌头等）即是。

中医对痛证，一般认为"不通则痛"，故止痛多用活血通经药，如坐骨神经痛常用张锡纯的活络效灵丹获效。

日本人用灸法与刺络疗法治疗五十肩，无非也是疏通经络之意。

一些内科病诊断也常用到经络理论，如溃疡常在脾俞、胃俞出现压痛过敏点。

总之，经络学说在内科病的诊断治疗上还是常用到的。

2. 外科 《医宗金鉴·外科心法要诀》曰："痈疽原是火毒生，经络阻隔气血凝。"如邪毒循经络内传脏腑，"熏于五脏，脏伤故死矣"。对于这外科病，古代常采用刺络法使毒外泄，如《类证治裁》云："疗疮先刺血，内毒宜汗泄，禁灸不禁针，怕绵不怕铁。"

经络的定位诊断在外科上也常用。如乳痈病在肝、胃经，可用青皮、柴胡引经；涌泉疽病在肾经，可用独活引经；生于头顶病在足太阳经，可用升麻引经。

脱疽，病理也是不通则痛，故常用当归、赤芍，如寒型的当归四逆汤、热型的四妙勇安汤等均用到当归。

至于外伤，可直接损伤经络，致气血不行，发为肿痛，故伤科多用通经络、行气血之品，如桃仁、红花、三七、大黄、苏木、赤芍等。其常用方复元活血汤，治跌打瘀血停于胸胁。其中，柴胡为引经之药；当归可养血活血；穿山甲功擅破瘀通络；桃仁、红花可去瘀生新；瓜蒌根可润燥散血；大黄重用荡涤瘀血，祛瘀生新。经络在外科血证的应用见图1-4。

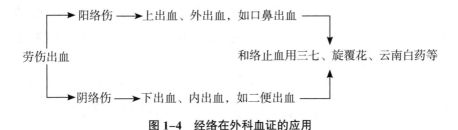

图1-4 经络在外科血证的应用

3. 妇科 冲、任、带脉与妇科联系更密切，运用较多，见表1-3、表1-4。

《素问·上古天真论》认为：女子二七而天癸至，任脉通，太冲脉盛，月事以时下，七七任脉虚，太冲脉衰少，天癸竭，故绝经。

冲、任脉皆起于胞中，与生殖器官有关。

冲脉为血海，任脉主胞胎，故为月经之源泉，也是胎儿营养（故孕期无月经）和乳汁之源泉（一般哺乳期无月经）。

许多妇产科病均责之冲、任二脉。如痛经之经色淡、量少、舌质淡、脉细等，乃冲任不足（或称冲任亏损），血虚胞脉失养致痛，治以山药、阿胶补肾益血，当归、白芍养肝血，山茱萸益肾精，巴戟天温肾等。又如堕胎小产、月经过多、崩漏、子宫脱垂等，则乃冲任不固（或称冲任不摄）所致，宜分清气虚、血虚、肾虚而分别给予补益。

表1-3　月经不调的辨证选方

辨证分型	月经表现	选方
冲任有热	月经先期	清经汤
冲任受阻	月经后期	温经汤
冲任不调	月经先后无定期	逍遥散

表1-4　带下病的辨证选方

辨证分型	临床表现	选方
湿伤任脉	湿盛：带白微黄，肢冷神倦，食少便溏等	完带汤
任脉不固	肾虚：带清冷多，尿清长夜多，腰酸，小腹冷等	内补丸
带脉失约		

除奇经外，肝、肾、脾、心诸经与妇科的关系也较密切，不过一般应用脏腑辨证。

4.针灸科　针灸辨证施治特点——病位第一。

（1）诊断上的应用：按症状出现的处所进行定位诊断，如头痛分经脉。局部形态上出现改变，如触诊有结节、条索状物；局部在感觉上可有相应的变化，如肺支气管炎在肺俞可有压痛。望诊局部有颜色异常，稍突表皮，压之不褪色的小点，如颈淋巴结核可在肩胛区找到类似的小点。

（2）治疗上的应用：经络为针治远道取穴的依据。如实验观察到，针刺兔足三里、环跳，其耳、鼻耐痛力明显提高。临床治疗三叉神经痛，针手部三阳经穴，止痛区域与经脉分布的关系也很大。

国外对经络理论也很重视。如法国一医生在维也纳皮肤病矿泉治疗场工作，发现肺俞止痒作用较好，对湿疹及其他皮肤病均有效。国内用耳穴肺等治皮肤病，亦甚效。德国一医学杂志载皮肤烫伤者，治用尺泽、列缺，效果较好。德国另一杂志载文专论巨刺法，记载了一患者右臂痛，运动受限，强烈痛感从肩引肘，用药不效，痛处在三角肌的大肠经循行处，针左偏历穴，痛立止。

四、有关经络实质的研究

有关经络的实质，有几种看法：①神经。②血管。③特殊的管状结构。④一个未知的微观世界。⑤神经、血管、内分泌等部分结构与功能的综合表现。经络的实质研究见表1-5。

表 1-5 经络的实质研究

形态学	古代类比血管	经：类似动脉，位置较深，能触知
		络：类似静脉，位置较浅，可诊见，可放血
	近代类比神经	经络的循行路线与外周神经一致
生理学	类比神经	经络的感传作用对应于神经的节段支配作用
		得气的物质基础是神经（神经具有反射性调节功能）
	类比血管	经络的感传作用与血管内的血液循环效应关系密切
	类比内分泌系统	如冲、任、督、带等经脉与卵巢、内分泌关系密切

从生理和病理的角度而言，经络既是机体生物信号调节、运输、联络的枢纽，也是疾病传变的反应通路，是神经联系与体液联系的总和。

第二节 腧 穴

腧穴又名输穴、俞穴、孔穴、气穴、穴道、穴位、骨空等。腧，有运输之意，为气血输注部位；穴，有空隙之义，象征着穴位多在体表凹陷处。

一、腧穴的分类

十四经穴：有定位，有定名，有定数（361），在经上。

经外奇穴与新穴：有定位，有定名，常增加（700 个以上），多不在经上。

阿是穴：无定位，无定名，无定数（不计其数），可在、可不在经上。

二、腧穴定位法

（一）骨度分寸法

骨度分寸法是以体表骨节为主要标志折量全身各部的长度和宽度，定出分寸的腧穴定位方法。体表主要骨度折量寸见表 1-6。

表 1-6 骨度折量寸表

标志	分寸
前后发际	12 寸
两乳间	8 寸
歧骨至脐	8 寸
脐至耻骨	5 寸

（续表）

标志	分寸
腋前横纹至肘横纹	9寸
肘横纹至腕横纹	12寸
大转子至膝中	19寸
膝中至外踝尖	16寸

（二）体表标志法

1. 固定标志　如毛发、爪甲、脐孔、关节等。

2. 活动标志　如屈肘出现的横纹、张口出现的凹陷等。

（三）手指同身寸法

1. 直寸　以中指第1、2节横纹间为1寸。

2. 横寸　以第2至5指掌指关节处横度为3寸。

直寸和横寸均用患者自身的手指折量，但其取穴精确度不及前述两种。

三、腧穴的治疗作用

1. 规律性　掌握穴位主治作用的共同规律，抓住它的要领、纲要，就等于掌握了人体所有穴位主治作用的一半以上，《灵枢经》"知其要者，一言而终"使然！

人体多数穴位均具有以下两个规律。

第一，可治所在部位或邻近部位的病变。不同经穴，因其分布部位邻近，作用亦同，如眼眶周围有足太阳的睛明、足少阳的瞳子髎、足阳明的承泣、手少阳的丝竹空等，均可治目疾。相同经穴，因其分布部位不同，作用亦异。如督脉经的穴位，分布于头面部的能治头面部疾患，分布于胸椎的能治心肺等内脏疾患，分布于腰骶椎的多治泌尿生殖系统疾患。

十四经穴与经外穴均有类似于阿是穴的这一作用，但是应该了解，穴位主治除了局部与邻近部病变外，还可以治疗远隔部位病变。

第二，可治所属经脉脏腑的病变。各经孔穴均可治疗所属经脉循行分布部位的病变。如手阳明经孔穴能治该经循行分布的齿颊、上肢外前侧、食指以及胸腹内等部位发生的病变；手少阳经穴能治该经脉行经的耳部、上肢外侧中线等处疾患。再如朱丹溪灸大敦治睾丸痛；张季明灸肩髃治牙痛，善取太溪治喉痹；李东垣用足三里治胃病等。以上均说明穴位能对所属经脉病变发生治疗作用。

当然，经络的内容是多方面的，其循行分布也错综复杂，故穴位的治疗作用往往超越了十四经脉的分布区域。如照海治目疾，乃此穴为阴跷脉起点而目部是阴跷脉终点；大陵、三间治喉痹，乃手厥阴、手阳明经别到咽喉；中冲治耳鸣，则因手厥阴经别出耳后；外关治舌强难言，因手少阳经筋系舌本；偏历治耳聋，因手阳明之络脉入耳中；隐白、涌泉治癫狂，又与该二经"注心中""络心"有关。总之，穴位对远隔部位的作用基本上可以从经脉、脏腑上理解。

不少穴位分布于经络线之外或经外奇穴，亦可根据其部位与何经邻近而理解其作用。如疟门穴治疟，因其处与手少阳相近；腰奇穴治癫痫，因其处与督脉分布。

必须指出，穴位主治作用是可以超出所属经脉之外的。如《癸辛杂识》载刘汉卿治牙槽风用委中与女膝（足后跟部），平时用手背穴治腰扭伤，用二白治痔，用条口透承山治肩关节周围炎等。

许多穴位的作用还与脏腑学说有关。如手太阴、足太阴的穴位往往可治外感表证，脾经穴治水肿，肾经穴治牙痛，精神类疾病可取心与心包经穴。杨继洲用内关治一女子风痫，针后即苏。《江西通志》记载孙卓三用天窗（小肠经穴）治小便淋沥等。

以上是经穴主治的两条规律。在了解经脉脏腑理论的基础上，再掌握这两条主治规律，就可举一反三，触类旁通。

2. 特异性 即个性。穴位有没有特异性？否定派的理由之一是针刺麻醉实践证明一穴可用于多种手术，一种手术许多穴位均可用，效果无大差异，有人报道用 3 个穴位用于全身各种手术亦效。亦有人强调只要有足够的刺激量，刺激无经无穴区也能有效，"寸寸人身皆是穴"，不必拘泥于某病取某穴、某穴治某病。有人观察针治便秘，十二经各取一穴对比效果无差异。有人认为不仅大椎能退热，全身所有穴均有退热效果。否定派的理由之二是子午流注取穴法有一定疗效，本身说明穴位原来的主治作用被否定了。特别是同一经的孔穴几乎只有共性，如《黄帝内经》提到疟疾取足少阳，《医学纲目》提到目痛灸厥阴、少阳即安。由此可见，否定派片面地夸大了穴位作用的共同性。我们认为：正确的观点应该是穴位主治作用具有相对的特异性，也就是既具有特异性的一面，又具有相对性的一面，大量实验证明了这一点。穴位的特异性主要表现在作用有强弱程度的不同，但多不存在有与无的悬殊的差异：①同经的孔穴具有主治共性，与他经孔穴相比即为特异性。如中国医学科学院观察到，针刺狗足三里、建成食物性条件反射后，针胃经其他穴也多都能出现条件反射性唾液分泌，而针其他经穴位则很少出现这一反应。他们还观察到针刺对心率的影响，针与心经关系密切的肾、肝、脾、胃等经穴有整复作用，针与心经关系甚小的膀胱、胆、大肠等经穴则无此作用。故临床强调"宁失其穴，无失其经"。

②同一经孔穴之间也有特异性。如同是胆经穴，阳陵泉多用以治胁痛，光明用于治目疾；同是膀胱经穴，由于分布部位的不同，其作用也有明显差异。

穴位作用的特异性，从生理实验与临床试验的大量事例证明其存在，见表1-7。

表1-7　穴位作用的特异性在生理实验与临床试验上的表现

穴位作用特异性表现	生理实验（举例）	对中枢神经系统影响：给痛刺激甲状腺区，后在大脑皮层相应感觉区出现诱发电位，针合谷、内关可使电位抑制，改针足三里、丰隆则作用不明显，针合谷后头面部痛感明显迟钝，他处不然
		对循环系统的影响：使动物心脏传导阻滞，针刺内关对心率具有双向调节作用，针非经穴区无明显变化
		对消化系统的影响：针足三里使胃蠕动波幅增加最多，秩边、环跳次之，非穴点更次之。针阳陵泉观察到胆运动排空能力增强，刺非胆经穴或非穴位作用甚小。针阑尾、尺泽可使阑尾运动增强，足三里、上巨虚次之，阳陵泉、曲泉更次之，昆仑无影响
		对泌尿生殖系统的影响：针刺对水利尿影响，照海等穴作用明显，胃经穴则无。针刺合谷、三阴交、秩边等使子宫收缩明显，针绝骨、颊车等则作用不显
	临床实践（举例）	针刺麻醉：如开颅术以颧髎效果好，脑电波强度大，扶突穴对甲状腺手术效果好
		针治溃疡病：国内外均以足三里、曲泽等效果好，其他穴次之
		针治牙痛：合谷较列缺为优
		针急传肝炎：认为合谷、太冲效最好，其他穴次之

穴位治疗作用的相对性主要表现：①穴位不同，作用相似：如有人提到，不仅针大椎能退热，针任何穴均可降温；又如人迎、大杼、肺俞、冲阳、厉兑、中脘等许多穴均有增强呼吸功能的作用，针石门、人迎、足三里、合谷、内关、三阴交、涌泉、太冲等许多穴均有降低血压的作用。②同一穴位作用甚多：如针足三里，不但影响消化系统，还可影响呼吸、循环、血液等系统，又可增强机体防卫免疫功能等。③同一穴位作用相反：如针内关穴，在心率减慢时可使其加快，在心率加快时又可使其减慢。又如当神经系统处于抑制状态时，针刺可使其兴奋；而处于兴奋状态时，针刺又可使其抑制。这与药物多属单向的特异作用不同，如凡属抑制药，无论神经系统处于什么状态均可使之抑制，又如降压药绝无升压作用，升压药绝无降压效果。一般热病只宜用寒凉药，寒病只宜温热药等。

由此可见，穴位主治作用的相对性远较药物为大，但是又不能不适当地给予夸大，从而否定穴位的选择性作用。当然也不可过分强调穴位作用的特异性，把经穴作用与药理作用等同看待，把它的特异性看成是绝对的。总之穴位作用的相对性是存在的，特异性同样也是存在的，绝不可夸大一方而贬低另一方，更不可轻易肯定一方或否定一方。

穴位的作用之所以具有相对特异性，目前有两种解释。

第一种为神经 – 体液观点。穴位的作用之所以具有特异性，乃因神经节段分布部位不同，针刺分布于不同体节的穴位可对相应脏器发挥选择性作用（表1-8）。

表1-8 躯干部穴位所属神经节段与所治内脏的神经支配所属节段

脏器	所属节段	俞穴所属节段	募穴所属节段
肺	C_3-T_4	肺俞 T_1-T_3	中府 T_1
心包		厥阴俞 T_2-T_4	膻中 T_4
心	T_3-T_4	心俞 T_3-T_5	巨阙
肝	T_7-T_{10}	肝俞 T_7-T_9	期门 T_8
胆	T_7-T_{10}	胆俞 T_8-T_{10}	日月 T_9
脾	T_6-T_{11}	脾俞 T_9-T_{11}	章门 T_{10}
胃	T_6-T_9	胃俞 T_{10}-T_{12}	中脘 T_9
三焦		三焦俞 T_{11}-L_1	石门 T_{11}
肾	T_{12}-L_1	肾俞 T_{11}-L_1	京门 T_{11}
大肠	T_{11}-T_{12}	大肠俞 L_3	天枢 T_{10}
小肠	T_9-T_{11}、L_1-L_3	小肠俞 S_1	关元 T_{12}
膀胱	T_{11}-L_2	膀胱俞 S_1-S_2	中极 T_{12}-L_1

可见躯干部穴位所属神经节与所治内脏的神经支配所属节有相当的一致性。再如任脉穴，见表1-9。

表1-9 任脉穴位所属神经节段与所治内脏的神经支配所属节段

任脉穴	所属神经节段	相关脏器	所属节段
膻中	T_4	气管、肺	C_7-T_4
鸠尾	T_6	胃	T_6-T_7
中脘	T_8	胃	T_6-T_9
气海	T_{11}	肠、生殖器	T_{10}-T_{12}
石门	T_{11}	子宫、肾、膀胱	T_{10}-L_2
关元	T_{12}	同上	T_{10}-T_{12}

在四肢，穴位也与节段有关，如足三阴经穴治泌尿生殖系统与消化管末端疾患，是因该三经膝以下穴属隐神经、腓浅神经、胫神经支配，均属 L_3-S_3 这个节段内，与支配腹部盆腔脏器的神经节段相同或邻近。

　　另外，大脑皮层机制也是有定位的，刺激一定的穴位可对大脑皮层的一定部位产生影响。如临床上叩打膝腱只能引起膝腱反射，也表明了它的特定联系。从体液观点来看，刺激炎症局部或邻近，其处可产生特有反应物质（这类物质参与抗原识别，促进 B 淋巴细胞活化、增殖与分化，合成分泌抗体并发挥体液免疫效应），而其他部位则无。

　　至于穴位组织的相对性，从神经观点来看，乃因同一体表区常由上下邻近几个神经节的神经所支配，神经从结构上有向任何方向传导的可能，传入神经可在神经中枢存在广泛的接通，故刺激任何穴位均可对人体发生广泛的影响，均可引起生物电脉冲传向中枢而发生作用；从体液调节观点来看，更可通过针刺对内分泌等的影响，对脏器病变发生广泛影响，如各种感染性疾病许多穴位针后可加强机体本身防卫系统的作用，即对任何脏器发生抗炎、抗感染作用。

　　第二种为经络观点。仅用神经–体液观点还不能完满解释这一问题，特别是神经节段学说对许多穴位的特异性作用是不能解释的。如足三里、三阴交均为 L_4-L_5 脊神经支配，内关为 C_6-C_7 脊神经支配，但针此三穴测痛时，其感觉迟钝区却是在受 T_9-T_{12} 脊神经支配的腹部皮肤。又如合谷治牙痛，牙齿与三叉神经有关，三叉神经是直通桥脑的，而合谷则是由 C_5-C_6 脊神经支配。再如足三里治胃病，足三里为 L_4-L_5 脊节神经支配。而胃部的交感神经则来自胸节中下段（T_6-T_9）。因此，有人认为应以经络学说阐明其原理，因为体表、穴位、内脏之间等有特定联系，故穴位主治具有特异性，又由于经络相贯如环无端，其间有着广泛的联系，故又存在着相对性。如足三里治胃病是其特异性表现，但由于足阳明与足太阴为表里关系，故能治整个消化系统疾患；由于足阳明经别"上通于心"，故能治血液循环系统疾病；由于足阳明别络下络喉，本经循喉部下缺盆经胸部，故又能治呼吸系统疾病。

　　以上是对穴位相对特异性原理的一些初步解释，目前仍不够成熟，有待进一步探讨。

第二章　针灸操作

第一节　毫针操作

毫针刺法最为常用。毫针一词最早见于《灵枢经》，是古代九针之一。《灵枢·九针十二原》云"七曰毫针，长三寸六分"，又"毫针者，尖如蚊虻喙"。《灵枢·九针论》"七曰毫针，取法于毫毛，长一寸六分"，对毫针的外形做了形象的描述。

毫针的出现可能在春秋战国冶金术发明之后，因为以矿石制成像蚊喙或毫毛那样纤细的长针是不能应用的。

一、毫针的结构和常用规格

（一）质料

虽然各种金属都可用以制针，但古代最常用铁制，明代杨继洲《针灸大成》："针本出于金，古人以砭石，今人以铁代之。"尤其是马衔铁更为常用，如《东医宝鉴》记载："取久用马衔铁作针最妙。"因为古人认为马衔铁无毒，且有解毒作用，如《针灸大成》云："以马属午，属火，火克金，解铁毒，故用以作针。"这些解释是荒诞的。现代针的质料最常用不锈钢或其他合金，这种针坚韧耐用、弹力好、不易折断、价格不高，优越性很多，非古代马铁针所能比拟。

至于金银制成的针，虽然韧性好不易折，但由于价格高弹性差，故甚少采用。欧洲有些国家如法国、德国等致力于金针、银针特异性的研究，其临床价值仍有待进一步证实。目前习惯上把针灸针统称为金针、银针者，正如《针灸大成》所说："金针者，贵之也。又金为总名，铜铁金银之属皆是也。"

（二）结构

针灸针分为针尖、针身、针根、针柄、针尾五个部分，除针身上述质料外，针柄一般用紫铜丝（镀银）或铝丝（经氧化）绕制而成。

（三）长度

其长度目前一般分以下五种，即0.5寸（15mm）、1.5寸（40mm）、2寸（50mm）、3寸（75mm）、4寸（100mm），其中以1寸半或2寸针最常用。临床可根据刺激部位、刺激深度等选用。另外亦可根据习惯不同而分别选用，如有人专用短针浅刺，有人则常用长针治疗，北京某医疗单位专用芒针治病，这种芒针实际即特制长针（可达尺余）。

（四）粗细

其型号主要分为四种：26号（0.45mm）、28号（0.38mm）、30号（0.32mm）、32号（0.28mm）。常用的为26、28号两种。眼区、后项、胸腹、腰背等处需深刺或针感锐敏者宜用细针，其他部位需强刺激或放血时可选用较粗的针。各地还有习惯用细针或粗针者，如有人专用粗针（22号），认为粗针具有反应强、疗效好、操作方便等优点。

二、练针

（一）目的

熟练技巧，减轻痛楚，提高疗效。

（二）方法

以纸或棉花、破布等物扎成块状或球状物，针刺其上。自身练针是迅速掌握针刺技术，亲自体验针感，提高疗效的一种重要方法。

（三）步骤

在纸、棉、布上练针应由薄松渐至厚紧，在人体练针应先刺四肢针感不太强的穴位，然后刺激重要器官附近或针感强的穴位。进针方面应先用短针，后用长针。

三、体位

体位指针刺时患者所采取的姿势，一般应遵循以下四个原则：

第一，固定落实。如举臂针肩髃，手臂应有支撑物，不能悬空；张口针听宫，口中应衔梅，不能长时间如此。特别是在留针的情况下，更应注意掌握这一原则。

第二，舒适自然。如针后溪穴应仰掌或俯掌，不能尺侧在下而桡侧在上；针廉泉坐位头后仰长时间患者受不了，必须仰或仰靠。

第三，便于施术。如针委中、承山取坐位就不便施术，取伏位更好；深刺命门应弯腰等。

第四，多取卧位，舒适，以防止晕针。

第五，暴露穴位，如针会阴取截石位，针环跳应侧卧屈上足伸下足，针背部穴位应俯卧，针腹部穴位应仰卧，针曲池应屈肘，针犊鼻应屈膝等。

在具体应用时还必须考虑患者的体质或病情，如体弱病重不可取坐位、喘气不可取卧位等。

四、消毒

消毒的目的在于防止感染。特别是如下几种情况更应注意消毒：第一，针具在给传染患者如传染性肝炎用过之后；第二，年老体弱患者机体防御功能低下时；第三，针刺重要内脏或器官附近和周围时，如深刺眼球四周及脊髓等处。第四，其他如耳郭虽然非重要器官，但如果引起感染可给患者带来很大痛苦。

为什么在大多数情况下不予消毒并不引起感染？这是因为针体纤细，不像注射针较粗且中间有孔，加之机体本身的防卫功能很强，针刺局部的组织损伤又产生了白细胞凝集素，通过神经－体液调节机制加强了机体抗炎、抗感染作用。针刺引起感染的因素是多方面的，只有当机体抵抗力显著降低而针具带入足够数量的病原微生物时，感染才有可能，少量细菌或病毒可为机体的防卫系统所消灭。

情况尽管如此，但我们决不可疏忽大意，要防止可能发生于万一的事故而给患者带来新的不应有的痛苦。

消毒对象可包括以下三方面：①针具：煮沸 15 分钟或乙醇浸泡 20 ~ 30 分钟。②手指：先洗净，然后以乙醇棉球揩擦。③穴位：用 75% 乙醇涂擦。

五、进针

一般采取快速进针法，先快后慢，即刺进皮内要快，进入皮下后送针要慢。进针操作按针体的长短粗细决定：

粗短针：右手持针柄快速按入穴内 2 ~ 3 分，然后缓慢送到预定深度。

细短针：右手持针体快速按入穴内 2 ~ 3 分，然后缓慢送到预定深度。

粗长针：右手拇、食指夹持针柄，中指靠近针身下部，拇、食指加压稍予捻转刺入 2 ～ 3 分，然后缓慢送入预定深度。

细长针：右手拇、食指夹持针柄，左手拇、食指夹针身下部微露针尖 1 ～ 2 分按入皮下；或仅用右手拇、食指夹持针身下部微露针尖，迅速按入皮下。然后缓慢送针到预定深度。

进针过程中应注意把捻和压结合起来，只捻不压或只压不捻以及压力强度、捻转角度不当均不易刺入。

近年来有人试用套管进针，以弹簧弹入，速度快，对畏痛患者使用甚宜，但有时仍感使用不便，推广还有困难。

关于压手问题，即进针时的左手辅助动作，临床常用的以下四种压手法：

第一，指切压手法：即左手拇或食指爪甲切穴位靠近针身。此法适于短针进针。

第二，骈指压手法：即左手拇、食指夹针身下部。此法适于长针进针用。

第三，舒张压手法：即左手拇、食指按穴位两侧使皮肤较紧张。此法适于皮肤松弛处。

第四，夹持压手法：即左手拇、食指提起穴位处的皮肤。此法适用于肌肤较薄处。

六、针刺疼痛的原因及处理

针刺不可能绝对无痛，这里所称的针刺疼痛指超过一般情况而言。

针刺疗法本来是为了解除患者痛苦，但针刺对患者来说本身也是一种痛苦，故有人说针刺疗法是一种残酷的疗法，是一种用小痛苦代替大痛苦的方法。

的确，针刺的痛感是这一疗法的最大缺陷之一，今后如何进一步研究出一种无痛针疗法是重要课题之一。在当前，我们应该研究把针刺的痛苦降到最低程度。

（一）原因

针刺产生特别疼痛的原因可有如下几种：

1. 不熟练，方法不当，如没有快速入针或捻转角度太大。

2. 转钩。

3. 个别患者精神特别紧张。

4. 针刺某些对痛觉过敏，如手足掌指（趾）处或其他部位的痛点，或针中血管与骨膜等。

（二）预防与处理

1. 熟练掌握针刺技巧，采用快速进针，在没有必要时手法不应过重。

2. 针前于穴上爪切片刻，麻木表皮，于切痕上进针。《针灸大成》所说爪切可"令气血得以宣散，是不伤于荣卫也"。《难经·七十八难》中也记载有"知为针者信其左……当刺之时，先以左手压按所针荣俞之处，弹而努之，爪而下之"。

3. 进针时令患者做某种动作以分散其注意力。如《金针赋》云"次令咳嗽一声，随咳下针"。或要患者做呼吸动作亦可，如《素问·离合真邪论》"吸则内针""呼乃尽去"等即是。

4. 以左手按压或轻轻抚摸穴位或与患者交谈以分散其注意力。

5. 检查针具，修理针具。

6. 做好解释工作。

7. 痛觉敏感部位孔穴时应尽可能少用或不用刺针，痛点应避开，血管、骨膜、肌腱等部位应避开。

七、针刺的角度与方向

《标幽赋》曰："定刺象木，或斜或正。"杨继洲注："此言木有斜正，而用针亦有或斜或正之不同。"

（一）意义

正确掌握针刺的角度与方向在临床上具有重要意义：①准确刺中目标提高疗效：如刺睛明穴应直刺才能深达 2 寸，头顶及面颊部的某些穴位应横斜刺，天突应先直刺然后向下斜刺，球后穴应先直刺少许然后稍向内上方刺入。②保障安全：如眼区穴角度方向不正确可刺伤眼球，耳区穴角度方向不正确可刺伤鼓膜，项后穴角度方向不正确可刺伤延髓引起严重后果等。

（二）方法

1. 直刺　适用于多数穴位。

2. 横斜刺　一般在以下几种情况下适用：第一，肌肉浅薄处，如头顶、列缺穴等。第二，为了更好地控制针刺深度与针下反应等，如针刺背胁部穴位。第三，透穴，如《玉龙歌》："偏正头风痛难医，丝竹金针亦可施，沿皮向后透率谷，一针两穴世间稀。"当然并不是所有透穴都需横刺与斜刺。

至于横斜刺的方向，一般有如下几条原则：①朝向病所：如印堂治头痛针尖斜向上入，治鼻病斜向下入；合谷治头面疾患针尖斜向上入，治手指疾患可稍向下等。②多主张与经脉并行：如针气海、关元等任脉穴，针尖只宜朝上朝下，不宜向左向右。古代的迎随补泻则根据虚实与经脉行走方向而定针尖向上或向下。③根据针刺部位而定：如鸠尾、天突针尖只能向下，上廉泉、内庭、行间、液门针尖只能朝上。针胸椎间穴针尖稍朝上，针颈椎间穴针尖宜直刺等。

总之，针刺的角度与方向在应用时可根据实际情况灵活通变，不必过于拘泥。

八、针刺的深浅

掌握针刺深浅甚为重要。如《灵枢·官针》指出应浅反深"内伤良肉"，应深反浅则"病气不泻"。《素问·刺要论》记载："浅深不得，反为大贼。"

针刺的深度主要根据以下几方面而定。

（一）部位

针刺的部位不同，深浅有异，故《灵枢·经水》提到各经深浅不同，针刺深也应不同。头部、后项、耳区及眼区周围可直刺或斜刺 1～1.5 寸，头盖及面颊等处亦可横斜刺 1～1.5 寸，背、胸、胁等处直刺不能超过 1 寸，腰腹部一般可刺 1～2 寸，至于四肢，亦可根据部位不同而确定深度。近年来新针疗法（区别于传统针刺疗法，是以取穴"少而精"，速刺疾出，深刺透穴，刺激量大为特点的新概念针刺疗法）多强调尽可能采取深刺法，但有些重要脏器仍要注意防止刺伤，如延髓、心、肺、肝、脾、眼球等，至于胃肠也要注意刺伤引起穿孔的可能。四肢针刺过深可无危险。

（二）病情

古代文献认为虚证、热证宜浅刺，实证、寒证宜深刺，病位深者宜深刺，病位浅者宜浅刺。因为虚证耐受能力差，热证针感可能快而强，故宜浅刺；实证耐受力强，寒证针感差，故宜深刺。但这个原则不可一成不变。至于病深针深、病浅针浅，在临床上确有一定意义。如坐骨神经痛之由于盆腔内压迫引起者针深效更佳，一般坐骨神经炎在体表有明显痛点者则浅刺亦可收效，当然临床应用也不可过于拘泥。另外还要注意患者安全，防止因为某些病不宜深刺而发生事故，如溃疡病的病灶部忌刺中，心脏扩大及肝脾肿大或下垂时上腹部切勿深刺，以免刺伤这些内脏而引起不良后果。

（三）患者

年龄、肥瘦、得气这三方面情况的不同，针刺深浅亦不同。《灵枢·根结》"气悍则针小而入浅，气涩则针大而入深"在临床上有一定意义。

（四）季节

古代文献把季节也作为决定针刺深浅的依据之一，所谓"春夏刺浅，秋冬刺深"。《针灸大成》认为这是春夏季人体肌肉轻瘦，气血不盛，而秋冬时人体肌肉肥厚，气血充满，是体质较好之故。《难经》则解释为春夏阳气在上，人气亦在上；秋冬阳气在下，人气亦在下。

总之，确定针刺深浅可根据多方面具体情况而定，应用时可以灵活掌握。

九、针感

针下的感觉称为针感，古称得气。

针感直接关系到疗效，故深入研究这一问题，对于提高临床疗效有着重要意义。例如对于针麻实践，有人认为掌握足够的刺激量是成功的关键，所谓刺激量，即指针下有相当强度的针感而言。另外，许多新穴的发现也是根据针感的应用起来的，如翳明穴即是。

针感直接关系到疗效，已为众所周知。气至而有效，气不至而无效，事实证明是完全正确的。故杨继洲说："用针之法，以候气为先。"张介宾："夫行针者，贵在得神取气。"大量的实验也证实了针感是取得疗效的必要前提。

针感的临床意义不仅表现在治疗上，而且表现在诊断方面，对了解正气的盛衰与预测病情的预后也有一定的参考价值，一般说得气速而强者表明正气盛，则收效快、预后良，得气慢而弱者反之。

（一）表现

针感的表现，根据患者的诉述可有酸、麻、胀、重、触电样放射等类型，还有人认为痛感亦属得气范围，如耳针针感一般为痛感。

各种不同针感的出现有一定的规律性：①部位：如头面、四肢末端多为痛胀，少酸痛，肌肉丰满处多酸，四肢多放射等。②症状：酸证刺其处多酸，麻证刺其处亦麻。③角度与深度：如秩边直深刺3寸则放射至下肢，斜向内刺3寸则反应至肛门或外生殖器，浅刺则仅感局部酸胀。④放射感：在四肢多见，路线多与经脉一致。

对于一些特殊人群（如神志失常者及小儿）的针感可用表 2-1 的方法判断。

表 2-1 特殊人群的针感判断方法

判断方法	具体表现		有无针感
指觉	针下紧涩，如鱼吞钩饵		有针感
	针下空松	如插豆腐中	无针感
		皮肤突起或凹陷	有针感
	针体周围皮肤无变化		无针感
视觉	患者神色	表情异常	有针感
		泰然自若	无针感

上海第一医学院（现复旦大学上海医学院，下同）生理学教研组观察了得气时针刺处的肌电活动，认为得气时医生的手下感觉（指觉）来自针处的肌肉痉挛。从针处引出的肌电和受针者的针感一样，在一定程度上能反映医生手下的得气感。手下感、针感与肌肉之间有规律性联系，即"大肌电"在重度手下感和强针感时出现较多，"小肌电"在轻度手下感和中度针感时出现较多，"无肌电"在松空和弱针感时出现较多。

（二）机制

当代治验表明：得气的物质基础是神经，是针刺机体引起了生物电波的发放，通过神经纤维这个良导体向中枢传送形成的感觉现象。实验证明，当封闭穴位或针刺失去感觉的瘫痪肢体时，得气感不出现，也不能记录到电位变化。有人认为针感与中枢神经系统有关，针感不一定是局部感觉，而可能为该区域在大脑皮层反应点针刺兴奋的移行，犹如截肢后患者仍诉述已不存在的肢体有痛感的幻觉一样。针刺截肢患者残端穴位，针感仍可传至不存在的肢端，说明针感与大脑皮质惰性兴奋灶的存在有关。又如开颅时刺激皮层感觉区某些部位，虽肢体不给予刺激，但患者仍有感觉产生。

上海第一医学院的研究证实：①针刺的感觉是由外围神经传入中枢的，如一例臂丛神经完全断裂的患者，经手术探查证实断裂的神经远端已萎缩，该上肢运动和深浅感觉功能全失，针刺病变区穴位全无针感，在穴位处也不能引出肌电，而健侧肢体的穴位在针刺时则有弱的针感，并能引出肌电。②针刺感觉由脊髓上传至高级中枢，如针刺 8 例完全性脊髓横贯损伤的患者，脊髓横断水平面以下部位的感觉运动完全丧失，针病变部位双穴不能得气，也不能引出肌电（部分性损伤的患者针刺时可有弱的针感），而正常区穴位则有针感并能引出肌电。③感觉系统疾病对针感有明显影响。如在感觉障碍区针 112 穴，有针感者仅 62 穴。运动神经元疾患对针感没有明显的影响。④得气感觉的传导通路与痛温觉的传导通路有明显关系，得气感觉的持续则可能与深感觉的传导通路有关。

但是有人认为针感的物质基础不一定是神经，而可能是由于刺激了特殊系统而产生的。实验观察到穴位封闭并不能阻断针感向前传导，但在针感传导经络上加以机械压迫可阻断针感传导，并能改变其传导方向。还有实验发现针刺合谷时，针感时被普鲁卡因、生理盐水及指头压迫而传导被阻止，并被限制在一定范围内不完全消失。

（三）要求

在施针过程中对针感有什么要求？什么是较理想的针感？这是值得进一步研究的重要课题。不过根据目前临床工作者的经验来看，认为应达到以下两种要求：①强度要足够：要求达到足够的刺激量，特别是在止痛方面，认为强的刺激引起强的针感，才能诱发强的生物电脉冲，从而以强胜弱抑制疼痛。但是近年来兴起的新针疗法对多数病证都强调要有强的针感，虽然这对提高疗效确有一定意义，但也给患者带来了较大痛苦，是其缺陷。②针感的病所放射：如合谷治牙痛，要求反应达到面颊部，臂臑治目疾，要求针感达到目部等，认为这样直接作用于病灶可提高疗效。

（四）操作

具体操作包括取气与调气两个方面。没有针感而取得针感称取气，没有理想的针感要求达到理想的针感称调气。

1. 取气

（1）加强刺激：加大捻转角度与提插强度，如雀啄、捣针、扬刺（一穴多针）、齐刺（多穴多针）。

（2）提插探找：提起复向四方刺入探找（鸡足针法）向骨也。

（3）捻向一方：向一方捻至不能再捻为止。

（4）卧针候气：留针时做捻运。

（5）先刺有感觉区：这主要是对瘫痪患者而言。

2. 调气

（1）掌握放射规律：如多循经放射，多向下放射，多难通关节。

（2）调气操作方法：如循经取穴，多取病所上部穴，接力法，针尖朝病所，暗示，指按下上。

十、补泻

针刺补泻是古代针灸学中的一个重要内容。古人从临床观察中发现患者有虚实两大类型，如《素问·调经论》云"百病之生，皆有虚实"。针对这一情况，《灵枢·经脉》提出来虚则补之、实则泻之的治疗原则。这本来是符合朴素的辩证法思想的，但是由于当时它还不是完备的理论，后来逐渐被形而上学所代替。

公元13世纪以前的针灸学著作（元代以前），如《黄帝内经》《难经》《针灸甲乙经》《针灸资生经》等很少谈到针刺手法补泻操作问题；只是到了公元13世纪以后，特别是到了明代，才越来越多地提到了补泻的具体操作手法问题。当时的医家由于受到迷信玄学的影响，或者为了炫耀自己的技艺高超，故意虚构、巧立针灸补泻手法名目，实令人目迷，从此逐渐陷入唯心主义神秘化的境地。

补泻是治疗目的，后来逐渐演变成为方法，这本来是事物发展的规律，但由于掺入了过多的糟粕成分，终于把它引入歧途。

固然针刺补泻法也有着一些有用的成分，当前还不可加以全盘否定，但是否认其中存在的一些问题，给予过高的评价也是不适宜的。近代实验表明，针刺足三里，补法出现扩血管反应者多，泻法反之；针刺同一穴，补法可使心率减慢，泻法使心率加快；针阳陵，补法胆囊收缩不显，泻法胆囊收缩明显。

下面对针刺手法与补泻法谈三个问题。

（一）古代针刺补泻法的缺陷

古代针刺补泻法的缺陷主要有以下几方面：

1. 众说纷纭，莫衷一是　如迎随补泻有8种，捻转补泻有9种，提插补泻有6种，呼吸补泻有3种，开阖补泻有2种，其他复式补泻就更多。如徐疾补泻与提插补泻，均认为体表属阳，体内属阴，针刺时先浅后深，重插轻提则是"引阳入阴"，反之是"引阴外出"。又如捻转九下为奇数属阳为补，捻转六下为偶数属阴为泻。迎随补泻之顺经与逆经针刺分补泻，呼吸补泻之吸气入针、呼气出针为补，反之为泻。《难经》本来早已提出："补泻之法，非必呼吸出内针也。"各家之言，众说纷纭，无统一的标准。如古今文献中的烧山火法与透天凉法的区别见表2-2。

表 2-2　古今文献中的烧山火法与透天凉法的区别

文献	作者	烧山火法	透天凉法
《针灸聚英》	明代高武	鼻吸口呼	鼻呼口吸
《针灸大成》	明代杨继洲	三进一退，慢提紧按	三退一进，慢按紧提
《医学入门》	明代李梴	男子午前提针，午后插针，女子反之	男子午前插针，午后提针，女子反之
《金针赋》	明代徐凤	先浅后深用九阳而三进三退	先深后浅用六阴而三出三入
《中医杂志》	李志明	拇指向前捻	拇指向后捻
《福建中医》	福州市医院	刮针柄向下	刮针柄向上

2. 互相矛盾，无所适从　以捻转补泻为例，金元时期的医家与明代的杨继洲以左转为补（大指向前）、右转为泻（大指退后），而《神应经》则分左右侧，左侧右转为补，右侧左转为补，《针灸问对》与《医学入门》所载又有不同。又如徐疾补泻，《灵枢·小针解》以快出针为补，慢出针为泻，《素问·针解》则以留针时间长，出针后急按针孔为补，反之为泻。

3. 离开人体，僵固不变　近代大量实验表明，刺激的效应与个体特异性和机体当时的功能状态有着极密切的关系。同样的刺激作用于两个不同体质的人可以有完全不同的反应，同样的刺激作用于两种不同病变的患者也可以有着截然相反的结果。如白细胞增多时，针刺可使其减少，减少时又可使之增多。只是机械地规定补用何法，泻用何方，或者轻捻为补，重捻为泻，插针为补，提针为泻，肯定是不符合辨证法的。

4. 故弄玄虚，难以置信　如徐疾补泻与提插补泻，均认为体表属阳，体内属阴，针刺时先浅后深、重插轻提则是"引阳入阴"，反之是"引阴外出"。又如捻转九下为奇数属阳为补，捻转六下属偶数为阴为泻。迎随补泻按顺经与逆经针刺分补泻。呼吸补泻，吸气入针、呼气出针为补，反之为泻。《难经》本来早已提出："补泻之法，非必呼吸出纳针也。"显然，针刺补泻之法有许多是胡凑的。

5. 缺少实践检验与批评继承　针刺补泻手法中合理的部分也要进行更一步的实践验证，然后继承下来，盲目鼓吹复古是错误的。

（二）关于轻刺激为兴奋为补，重刺激为抑制为泻的问题

持这种观点的颇不乏人。这是根据神经生理学的观点进行假设的。生理学实验证明：弱而短暂的刺激可引起神经系统兴奋性增高，强而长时间的刺激又可使其抑制过程加深。日本间中喜雄提出，以此解释针刺对植物性神经的影响是困难的，因为同一刺激对交感神经与植物神经的影响不同，其使交感神经与植物神经双方兴奋

性增高与降低的情况均有。还有实验观察到，如同是轻刺激，对患者表现为 50% 的刺激在皮层发展兴奋过程；对健康人只有 23% 的刺激发展兴奋过程，62% 的刺激发展抑制过程。针刺的影响与人体原本的功能状态有关。如有实验发现给健康人口服溴化钠或咖啡因，在抑制过程加强时，重刺激抑制过程加强的情况多于减弱或解除抑制过程的情况；轻刺激则有相反作用；在兴奋过程占优势时，不论轻重刺激均有抑制作用。故临床上也有人对痛证用轻刺激，对麻痹证用强刺激（日本玉森贞助《针灸秘开》），承淡安《中国针灸学》也主张对面瘫用强刺激。

事实上，古代补泻法有绝大部分并不是以刺激的轻重来划分的，甚至同一补泻法就有轻重夹杂的情况，如烧山火的紧按慢提、透天凉的紧提慢按。至于疾出针为补，徐出针为泻，则更与重刺激为泻，轻刺激为补不能吻合。

补泻是对虚实而言，实证宜泻，但实证并不是都要加以抑制，虚证宜补，但虚证同样也不是都要兴奋，如临床上阴虚火旺的失眠是需要镇静抑制的。

（三）关于轻重刺激的应用

刺激的强度不同而导致效果不同这是可能的。近代实验观察到，针兔的水沟穴，强刺激可出现脑和耳血管收缩，弱刺激则引起血管扩张；有人针合谷、足三里，强刺激可引起血管扩张，弱刺激则使血管收缩。观察对胃运动的影响，针足三里强刺激时胃蠕动增强，弱刺激反之；针中脘强刺激抑制胃运动，弱刺激又可促进胃运动。由此看来，刺激强弱如何掌握是一个十分复杂的问题，因为针刺的效应除了与强度有关外，还与机体的功能状态有关。显然，不分对象，不管任何刺激部位，机械固定强弱刺激而想取得疗效是困难的。不过目前对轻重刺激一般的运用可如表 2-3 所示。

表 2-3　刺激与针感强弱在手法和机体适应上的变化

刺激	手法	针感	适应证
强	捻转幅度大，频率快，提插手法重，可捣针	强	体质较强，耐受程度好，四肢穴位，急性疼痛，痉挛等
弱	捻转幅度小，频率慢，提插手法轻	弱	体质差，耐受力差，有晕针史，初诊患者，精神紧张等
中	中等	中等	一般情况

十一、留针与运针

留针又称卧针、置针。有关留针的适用范围与时间等问题，目前认识仍不一致，有人认为留针能加强疗效，补泻均宜（陆瘦燕），又有人反对千篇一律地留针，认为刺激的时间不同，对神经系统的影响也不同。个人认为后一种说法是对的，并认为在下述几种情况下宜留针：

1. 一些急症应较快出现效果而尚未出现时，宜留针 如急性病、抽搐、呕吐、呃逆等针后未即止，卒中未苏等宜多留。《针灸大成》云："病去则速出针，病滞则久留针为可耳。"当然，有许多病证针刺未能速效者，不能如此。

2. 剧痛、抽搐及神经系统处于较高兴奋状态的病证宜久留针 如急腹症、破伤风、精神分裂症的狂躁等宜留针较久，鲁之俊《新针灸学》"留针时间越长则镇静效能越大"确为经验之谈，这与生理实验中观察到的长时间的刺激能加强皮层抑制过程也是一致的。

3. 有些危重病如流脑、休克等为了迅速控制病情恶化宜久留针 如治疗休克，一般认为轻型者多在留针 30 分钟左右血压（收缩压）可上升至 80mmHg，而重型者则需数小时甚至 30 小时才能使血压升到这个水平。

4. 反应迟钝的患者为了候气与加强刺激可留针 至于针刺留针时间也是值得进一步研究的问题，目前在大多数情况下留针 15～30 分钟。有人在同一患者身上，针同样的太溪穴，用同样的手法，如留针 2 分钟则针后嗜酸性粒细胞减少 33.5%，如留针 10 分钟则减少 44.2%。其证明时间因素很重要。

在留针过程中还必须给予运针，运针就是用捻转提插等手法进行的，可分强运针、弱运针、间歇运针与持续运针数种。强运针捻转角度大，提插重，弱运针反之；间歇运针可根据病情隔数分钟或 10 分钟捻转提插一下；持续运针可不间歇地进行捻转提插，适用于解痉止剧痛或缓解某种症状时。

关于间歇运针的间隔时间问题，根据临床体会，个人认为初时宜短，之后逐步延长，症状重时宜短，减轻时可延长，当然这是一般原则。

十二、出针

出针的快慢应根据具体情况而定，一般说来：

快出：为了放血；估计引起出血、疼痛的可能性很小时。

慢出：《医经小学》认为猛出针伤血。《金针赋》认为出针太急伤气。《针灸大成》："如出针至于天部之际，须在皮肤之间留一豆许，少时方出针也。"

十三、滞针

由于弯针为滞针原因之一，故一并叙述。常见的滞针原因、表现及处理见

表 2-4。

表 2-4 滞针的原因、表现与处理

原因	表现	处理
肌肉突然强收缩，进针过快过猛，体位移动弯针	提插捻转困难	放松肌肉，恢复体位，顺势拔出
针身腐蚀，有伤痕，不平滑	提插特别困难	缓慢拔出
纤维缠绕（向一方捻转）	向一方捻转困难	向相反方向捻转再拔出

十四、折针

（一）原因

1. 针具 已有损伤，特别是针根处。

2. 患者 移动体位，肌肉强烈收缩。

3. 医生 用力过猛，捻转提插太强。

（二）处理

医生要镇静，嘱患者勿移动体位。针身露少许于体外者，钳出之。针身未露者，可设法托出再钳。针尖到达对侧皮下者，可继续按入使穿透至对侧取出。全部折入体内者，手术取出。

十五、晕针

（一）概述

晕针是临床较常见的一种反应，相当于西医学中昏厥的一种，即单纯性昏厥，亦称血管抑制性昏厥。如果晕针反应严重持久，也可认为是休克的表现，重者还可丧失意识而进入昏迷状态。

昏厥、休克、昏迷在西医学上是三种不同的病症，其发生的原因、机制和临床表现是不同的，但又有着密切的关系，故在介绍晕针之前，有必要概略地先介绍一下三者的区别与联系。三者的鉴别诊断见表 2-5。

表 2-5　昏厥、休克、昏迷的鉴别

病症	发病原因	发病机制	临床表现		
昏厥	脑部血流暂时减少	全身循环衰竭	急性心功能不全，如心动过缓或暂停		
			急性血管功能不全，如血管抑制性昏厥		
			突然大量出血，全身供血不足		
		大脑局部血循不足	高血压脑病（脑血管痉挛）		
	血液成分失常		血糖过低		
	神经本身病变		癫痫或癔病		
	其他如过敏等				
休克	血管不能充盈，全身供血不足	流动血量减少	大失血，脱水		
		周围血管扩张	感染、中毒、毒素刺激		
			剧烈疼痛刺激		
			过敏等		
昏迷	高级神经活动严重抑制	大脑受到强烈刺激	脑外伤、脑血管意外		
			感染致脑部受损		
			代谢障碍	糖尿病	
				低血糖	
				尿毒症	
				肝昏迷	
			物理因素如中暑等		
			颅内肿瘤等		
			中毒如麻醉药中毒		

（二）鉴别诊断

昏厥、休克、昏迷的临床鉴别如下：

1.昏厥　突发，失去知觉行动，血压下降，脑缺血，持续时间短暂，病轻，恢复较快。

2.休克　失去知觉行动，血压下降，全身供血不足，持续时间久，病重，恢复较慢。

3.昏迷　缺乏睡眠–觉醒周期，失去知觉行动，皮层抑制，持续时间久，病重，恢复较慢。

（三）晕针的表现

晕针的表现分为轻重二型：

1. 轻型 表现为头晕目眩，作呕心慌，面色苍白，四肢无力等植物神经过度兴奋症状。

2. 重型 表现为神志昏迷，全身出汗，血压下降，脉搏微弱等循环衰竭、脑缺血症状。

一般来说，重型多由轻型转化而来，但也有一开始即表现为重型的。还有一种现象，即个别晕针者可发生于出针之后，尤其值得注意。

（四）晕针的原因

晕针的原因多为以下几种：饥饿疲劳，血糖过低；体质衰弱，重度贫血；刺激过强，站坐扎针；精神紧张，反应过敏。《标幽赋》云："空心恐怯，直立侧而多晕。"

总之，凡能引起昏厥的原因均可能成为晕针的原因，这些原因虽多，总不外内因与外因两个方面，而内因又起着决定性作用。

（五）晕针的机制

目前一般从以下两方面解释：

1. 脑部灌注不足 由于神经受到刺激（一般是强烈刺激）致大脑皮层功能发生障碍，失去对下级中枢的调节作用，引起血管运动中枢的功能紊乱，血管失去张力，广泛的小血管急性扩张，发生急性全身循环衰竭，血压下降，脑部供血严重不足，暂时失去知觉和行动能力。

2. 交感神经与迷走神经失衡 交感神经的活性增强，抑制迷走神经的活性，交感神经张力下降，迷走神经张力升高，使得血压、心率降低，导致晕厥。

晕针相当于中医的厥证，其发病原因与机制为：①突受刺激，气机逆乱，上壅心胸，阻于气道，蒙蔽心窍。②元气素弱，突受刺激，气虚下陷，清阳不升。③失血过多，气随血脱。

（六）晕针的预防

如何预防晕针？一句话：一看二问三注意。

一看：首先观察患者的神色，判断有无晕针的可能，如面色苍黄憔悴、神情紧张者应特别警惕。

二问：问是否进食，是否过劳，过度饥饿疲劳时不应施针。

三注意：施针时应注意尽量采取卧位，注意观察患者的反应，询问有无头晕、恶心等晕针先兆。

《灵枢经》云"无刺漉漉之汗""已饥勿刺""新劳勿刺"，《黄帝内经素问》云"无刺大劳人""无刺大饥人""无刺大惊人"等，均为经验之谈。

（七）晕针的处理

处理步骤：①态度镇静。②拔针。③扶患者平卧，头部略低，松衣扣，保温。④给饮温开水、糖水等。⑤热毛巾敷前额或艾灸百会。⑥较重者针水沟、十宣，强刺激。⑦脉搏细弱，血压太低，可肌内注射尼可刹米（可拉明）0.25～0.5g，或苯甲酸钠咖啡因（安纳加）0.25～0.5g，或樟脑油注射液 0.1～0.2mL 等中枢兴奋剂。上药均能兴奋呼吸血管运动中枢，但可拉明对呼吸中枢作用较强。⑧血糖过低，呼吸困难者可静脉注射 5% 葡萄糖 40mL。

（八）晕针的预后

晕针由于多属血管抑制性昏厥，故预后良好，经一般处理即可迅速逆转。某些疾患如剧痛、抽搐等晕针后往往效果更佳。尽管迄今为止尚未发现由晕针引起严重的事件，但个人认为如果患者本身原已存在着多种可引起昏厥的原因，例如患者既有心功能代偿甚差，又是大出血之后，在低血糖情绪不好时就诊，就得高度警惕，以防晕针，造成生命危险。

十六、刺伤重要内脏、血管

《素问·诊要经终论》记载："凡刺胸腹者，必避五脏。"《素问·刺禁论》记载："刺中心，一日死……刺中肝，五日死……刺中肾，六日死……刺中肺，三日死……刺中脾，十日死……刺中胆，一日半死……刺头中脑户，入脑立死……刺脊间中髓，为伛……刺少腹中膀胱，溺出，令人少腹满……"这些都是宝贵的经验教训，尽管其中有些提法未必尽然，但总的来说是值得引以为戒的。

（一）刺伤脑和脊髓

脑髓可否针刺？有人认为可刺，理由：①以往大量临床实践表明，针刺治疗精神分裂症与聋哑病，深刺哑门、风府 2～3 寸，证明达到延髓，一般并未发生严重恶果。②深刺小儿囟门或四神聪治脑积水获良效，预后亦佳。③小脑延髓池可以穿刺。

个人认为脑髓究竟是个禁区，不可深刺。理由是：①针刺延髓引起死亡的事故已有发生，据尸体检查结果多为延髓出血所致。由此可以推断：延髓出血压迫生命中枢，可能是死亡原因。之所以多数患者未死亡，有可能是由于虽刺中延髓尚未较多出血之故。有浅刺哑门发生呼吸暂停者，可能是抑制了呼吸中枢，故能恢复。②所谓打开哑门禁区与脑髓禁刺之说并不矛盾，因为事实上现在深刺哑门已避开了延髓。③治疗脑积水针刺虽有达于颅内者，据了解并未针达脑组织。④小脑延髓池穿刺也应避免刺入延髓（针尖对上眶入 5 ～ 7cm）。据以上所述，为了保障患者安全，脑髓禁针是必要的。

脊髓可否针刺？我们认为是可以针刺的，理由：①虽然发生过短时间瘫痪但能恢复，未见有不可逆的严重后果。②临床上我们深刺督脉穴，未发生过事故。脊髓虽可针刺，但有下列几点值得注意：①做到无菌操作，严密消毒。②选用较纤细的针具。③不提插捣针。若刺伤蛛网膜血管引起椎管内出血，呈现脊髓压迫刺激症状，须立即抢救。④刺哑门等穴时针尖须朝向口唇方向刺入，不可朝上，以防止伤及延髓。⑤严重出血性疾病如血友病不宜刺。

（二）刺伤肺与胸膜

针刺胸、背、胁、肩等处过深达于肺内时，由于呼吸运动不断进行，针孔不断扩大。空气进入胸膜腔时可引起创伤性气胸；血液进入胸膜腔时则为血胸；如肺组织破坏过大，还可引起肺部出血感染。

气胸一般分以下三种：①闭合性气胸：胸膜腔与外界通道已闭，不再进入空气。②开放性气胸：针孔未闭，空气仍可自由出入。③张力性气胸：又称高压性气胸，吸气时活瓣开放，空气进入，呼气时活瓣闭合，腔内空气不能外逸，形成高压。

胸腔内进入空气，负压减少或消失，可使伤侧的肺萎缩，换气功能受限，引起胸闷、气促、呼吸困难、发绀等症。如气体进入很少，上述表现可不明显，如张力性气胸进入气体太多，严重者可致休克。

预防：在肺组织附近的体表多处针刺，注意不要过深，禁止针尖达于肺部。胸、背、胁等处针刺一般不宜超过一同身寸。

处理：闭合性气胸进入少量气体者，一般可等空气自行吸收，不需特殊处理；如积气多，临床表现较重，可用穿刺针将气体吸出。开放性气胸应立即封闭伤口，然后按上法处理。张力性气胸必要时开胸探查缝合伤口，否则只需经肋间插管引流。

至于血胸，少量者可无自觉症状，只能于 X 线检查时发现，大量积血时可致休克、呼吸困难、发绀。如发热、白细胞升高，应怀疑感染。如出血为非进行性的肺组织破裂出血，裂口大多可为血块封闭，出血自停，可穿刺吸出胸膜积血，并注入青霉素。如为凝固性血胸或进行性出血，应做手术治疗，缝合裂口，取出血块的同时输血。有感染的血胸应控制感染。

（三）刺伤心、肝、脾、胆

心脏是针刺禁区，近年来有刺伤死亡报告。死亡原因可能为穿破冠状动脉或心包大血管引起出血之故。如心包伤口不大，心包内积血使心包紧张，积血不易排出，可对心脏造成压迫，使静脉回流受阻，后果严重。如心包创口大，出血多，又可能急剧休克以致死亡。有人认为，既然紧急抢救时可做心内注射，心脏为什么不能针刺呢？我们认为这个情况是不同的，理由如下：①当时心脏已停，注射针不会对心脏造成大的创口。②心跳停止，血压不存在，出血可能甚少。

刺伤心脏的预防与处理：首先应了解心脏的位置，特别是心脏过度扩大或移位时更应注意，防止针刺伤。如已刺伤致心包内积血，可速做心包穿刺吸去积血。如继续进行性出血，应手术治疗，同时予抗休克治疗，准备大量输血。如冠状动脉出血或心包内其他大血管出血，应结扎出血点并缝合裂口。

刺伤肝、胆、脾引起肝、脾组织破裂出血，血肿可能压迫肝、脾细胞引起坏死，且易继发感染。如出血多时还可致休克。如肝、脾被膜破裂，血流入腹腔，还可能引起腹膜炎。至于刺伤胆囊，致胆汁外流，也可引起胆汁性腹膜炎。

刺伤肝、胆、脾的预防与处理：在肝脾肿大时特别应注意针刺上腹部时不能过深。刺伤后轻者可经非手术疗法治愈，重者应手术探查治疗。

（四）刺伤血管

刺伤重要脏器血管可引起严重后果前已述及。至于刺伤四肢体表的血管出血，一般只需压迫止血，无不良后果。如皮下瘀血，可行热敷促进吸收。当然有些地方还是值得注意的，如眼底及内耳血管，刺伤后虽不能引起严重后果，但可给患者带来痛苦，仍应注意。近年来有刺水突、气舍引起颈总动脉内出血，针乳痈上致肋间动脉出血的报道，应注意。

除上述针刺事故应防止外，据近年来还报道了以下一些事故，应注意：①针天突、气户过深划破气管，气体进入颈胸皮下而肿起。②针刺下腹过深引起肠穿孔、腹膜炎等。③刺伤眼球。④针刺上腹过深引起胃穿孔等。⑤在刺伤神经组织方面，有针列缺引起拇指发麻、感觉缺失，针足三里引起足下垂者，一般经过一段时间即可恢复。⑥刺伤肾引起腰痛、血尿等。⑦刺伤膀胱，尿外溢引起腹膜炎。

十七、针刺禁忌

关于针刺禁忌，过去的文献条条框框甚多，事实证明这些已多数被否定。例如古代的禁针穴位有24个（承筋、会阴、水分、神庭、膻中等），现已证明都是可以刺的。其他还有时间的禁忌，如甲乙不刺头，丙丁不能刺肩等，更属荒诞无稽。在禁忌证方面，日本佐藤利后的《针灸通论》提到的有丹毒、赤痢，朱琏的《新针灸学》则有阑尾炎等，实际上针刺对这些病已有良好效果，不但不是禁忌证，还是适应证了。

针刺的绝对禁忌，在目前还难肯定，不过在以下几种情况下，还是值得注意的：

1. 孕妇禁针 针刺引起流产的可能性存在。经验证明：对于那些体弱、反应敏感、有流产史的孕妇，这种可能更大。而且禁忌针刺邻近胎儿的部位或针刺合谷、三阴交、至阴等穴。当然也应承认，有些孕妇即使针上述穴位也可不发生堕胎现象。

2. 有出血倾向患者禁针 如血友病、血小板减少性紫癜等，为防止引起出血不止，尤其是内出血，应禁针。

3. 恶性肿瘤局部禁针 防止有可能诱发转移扩散。

4. 眼球禁针 针拨内障例外。

第二节 灸 法

运用灸法治病，我国有悠久的历史。关于灸的含义，《说文解字》记载"灼也"，《增韵》记载"灼体疗病也。"

用点燃的艾火刺激经穴以防治疾病的疗法称灸法。

一、材料

灸用材料甚多，但以艾为主。施灸之所以用艾，原因有以下几点：①《本草从新》记载："艾叶，苦，辛。生温熟热，纯阳之性。能回垂绝之元阳，通十二经，走三阴，理气血，逐寒湿……"火本助阳祛寒，与艾相得益彰，如丹溪云："艾性至热，入火灸则上行，入药服则下行。"②艾叶芳香，能解秽浊。③艾因有挥发油故易燃，因纤维质占70%左右故耐燃。④艾燃时温度渐升，易为人接受。⑤艾遍地皆产，取用方便。

施灸时用什么艾比较好呢？①陈艾：《孟子》云："犹七年之病，求三年之艾也。"《太平惠民和剂局方》《本草纲目》均提到陈久者良，因陈艾挥发油多已挥发，燃时不致温度升高过快，而是温度渐升。②蕲艾：即湖北蕲春县产者，《证类本草》说这里产的艾叶厚高、气浓。③三月或五月艾:《医学入门》及《类聚方》提到三月三日、五月五日采者好，收采过早则艾太嫩，纤维质太少，过晚又太老，纤维质太硬，故以农历三月至五月收采为宜。

艾绒制法：艾叶晒干后，捣成绒，去杂质，法令黄熟、细软，干燥保存。

关于加药：一般可掺少许硫黄，一方面易燃，另一方面可防蛀。其他还可根据不同情况分别选用不同药末，如《疡医大全》则加木香等，外科疾患《北齐药方碑》云加巴豆，《备急千金要方》治瘰疬破溃加大麻花，《针灸大成》治咳加雄黄、款冬花，《寿域神方》治破伤风加耳垢末灸患处，《理瀹骈文》阳燧锭灸治类风湿关节炎加朱砂、川乌、草乌、白矾等。

此外，有关灸用材料，《东医宝鉴》用到硫黄块，《保赤要言》治脐风用灯火灸，《外科正宗》在外科疾患方面用桑木灸，《本草纲目》治心腹痛用桃枝灸，《备急千金要方》记载有蜡灸，《针灸资生经》记载有鼠粪灸、竹茹灸，现代有烟草灸、电灸等。

二、作用

《灵枢·官能》云："针所不为，灸之所宜。"说明灸有独特的作用。

（一）温经散寒

血得温则行，寒得温则去。如脱疽、冻疮等用灸就较好。

（二）扶阳固脱

《素问·生气通天论》云："阳气者，若天与日，失其所则折寿而不彰。"可见阳气之重要。《伤寒论》云"少阴病，吐利，手足逆冷……脉不至者，灸少阴七壮"，又云"下利，手足厥冷，无脉者，灸之"，说明阳微欲脱可用。《扁鹊心书》更是竭力推崇灸法的扶阳补阳作用。

（三）防病保健

《备急千金要方》"若要安，三里常不干"。此为足三里穴瘢痕灸的一种保健方法，包括后世的炼脐法也是防病保健法之一。日本某些医家也认为灸法确有却病延年之效。

三、关于热证能否用灸

关于热证能否用灸的问题，有如下两种意见。

（一）热证忌灸

《灵枢·终始》认为人迎脉的脉象大于寸口脉的三倍以上，即病在阳，灸之可容易为他病。《伤寒论》更是多次提到火逆，阴虚有火不宜灸。《针灸问对》认为热在外不可灸。《医门补要》认为红肿焮痛之外证忌灸。总之，正如《流注指微赋》中所说，阳证不宜灸。《名医类案》中及《续名医类案》中均有误灸医案，《潜斋医学丛书》中有阴亏误灸的医案，《冷庐医话》中提到痿证夹热误灸。

（二）热证可灸

主张热证可灸者也大有人在。《灵枢·官能》"阴阳皆虚，火自当之。"《红炉点雪》认为寒热虚实均可灸。李东垣甘温除大热亦用到灸法。古代热证灸法大多运用于外科和虚劳方面。在灸治外科方面，如薛己曾治三例脱疽，一例为阴虚火动，一例属热毒壅滞，一例为湿热下注，均用灸获效；薛氏治疗一背疽焮肿痛甚，用隔蒜灸愈；《医说》云发背赤肿热痛均可用隔蒜灸；《医宗金鉴·外科心法要诀》提到痈疽在7日内或未化脓均可灸。在灸治虚劳方面，《针灸资生经》有灸劳法；《苏沈良方》治骨蒸灸四花穴；《普济方》治骨蒸灸肩井穴；朱丹溪灸一肺痨咯血，用肺俞灸5次而愈；《医学入门》用膏肓灸劳瘵；《名医类案》与《续名医类案》均载有热证灸愈验案。除上述两类疾病外，还有其他一些热证可用灸，如《古今录验》载有热结尿闭灸脐中，近年来有人用灸百会等穴治高血压之属肝阳上亢者，不仅无害而且有效。热证之所以可灸，朱丹溪曾云："火以畅达，拔引热毒，此从治之意。"汪石山、李梴等认为"热者灸之，引郁热之气外发"。葛可久《十药神书》甘温方占7/10，认为虚火为不足之火，血脱者益气，阳生阴长也。

四、操作

（一）艾炷灸

艾炷灸如以有无瘢痕来分，可分为有瘢痕灸与无瘢痕灸两种；如以隔物与否来分，则分为直接灸与间接灸两种。

艾炷灸的操作很简单，即用手指将艾绒做成塔形小炷，置于穴上，或置于姜片、蒜片等隔物上，用火点燃其尖部，如不需起疱，可待烧至有痛感时除去，如用瘢痕灸则待艾炷燃尽再除去。

关于瘢痕灸的问题，古代都很强调灸疮须发（即起疱化脓），认为它和针刺得气那样重要。近年来有人用此法治血吸虫病肝脾肿大、支气管哮喘、癌肿、类风湿关节炎等顽固性疾患，认为较一般灸法效果更佳。古代多用瘢痕灸，如韩愈有诗云："灸师施艾炷，酷若猎火围。"古典文献对如何发灸疮、如何处理灸疮、如何在施灸时使用麻醉药等都有很详尽的论述。当然也有人反对这种灸法，认为瘢痕可阻滞气血等。

关于艾炷大小，《备急千金要方》《外台秘要》认为一般为三分，但须根据年龄、体质、部位等而变化。形容艾炷大小的词有：粟米、椒粒、小豆、黑豆、小麦、大麦、苍耳子，大至鸡蛋大。

关于壮数，宋代江少虞《皇朝类苑》记载："医言艾用一灼，谓之一壮，以壮人为法也。"此即以艾灸一炷为一壮，艾灸壮数随被灸者的年龄而确定，被灸者年龄多大即灸多少壮。《针灸集成》"如可壮之力"壮数说法不一，一般3～5壮，有时可多至数十壮数百壮。古书多以"七"为数，如"二七""三七"，因七乃少阳之数，灸所以补阳助阳也。

关于隔物灸，古代所用有数十种之多，如隔蒜、姜、木香、香附、巴豆、葱、豉、附子、葶苈、商陆、皂角、蚯蚓泥、蛴螬等，其中以隔姜、隔蒜、隔盐较常用。

隔姜灸即以生姜切成1～2分厚的薄片，或刺以小孔置穴上，再将艾炷置其上施灸。隔姜灸取姜能散寒温中、温经活络之作用，适用于多种寒湿证。

隔蒜灸即以大蒜切成薄片或捣成泥做成饼置穴上再放艾施灸。隔蒜灸一般用于外科化脓性感染，云痛灸至不痛，不痛灸至痛。江浙有"长蛇灸"，即大面积灸法，古代文献不少都推崇这一灸法，其在农村还不失为一药简效宏、值得推广的疗法。现已证明：大蒜对多种病菌均有抑制甚至杀灭作用，其药效可通过灸火透入体内。陈自明所谓假艾火行药力，即为药物以艾火之力渗透入体内的方法，类似于现代的离子透入法。

（二）艾条灸

艾条亦称艾卷，施灸时以一端燃着，近穴上熏烤。

古代的艾卷灸多掺药，如雷火针（李时珍、杨继洲）、百发神针、三气合痹针、太乙神针（陈修园等），药物主要为乳香、硫黄、雄黄、没药等行气活血、开窍通络、祛风除湿、芳香辛温之品。灸前以桑皮纸卷为大指粗待用，用时燃其一端，穴上铺纸或布数层，速按其上，火灭则重燃再按，陈修园则将其改为悬灸。该法适用于风寒湿痹、痿证、偏枯、各种疼痛、外疡初起等。

此种掺药灸法，药物的有效吸收率仍需要进一步临床考证。

近代的艾条多不掺药，以纸卷成粗直径约 2cm，长 15 ～ 20cm 的艾条待用。其操作法通常分为以下几种：

1. 温和灸 将燃着之一端靠近穴位，然后慢慢提高，俟觉温和微痛时给固定下来，每穴灸 5 ～ 10 分钟，灸至皮肤有明显红晕为止。

2. 雀啄灸 持燃着之艾条一起一落如雀啄食，每穴 2 ～ 5 分钟，以有红晕为度。此法适用于小儿及畏痛患者。

3. 热熨灸 将燃着之一端靠近皮肤来回移动，使之有大片红晕。此法适用于大面积施灸时。

第三节　其他针法与疗法

除毫针疗法与艾灸疗法之外，还有许多其他针法与疗法，迄今已有数十种之多，这其中只有少数是古代早已应用的，如火针、温针、镵针、三棱针、陶针等，而大多数却是在 1949 年后发展起来的。

名目繁多的刺激经穴疗法，其实主要有两大类，一类是属于刺激的部位不同，另一类则是属于刺激的方式各异，现分述如下。

1. 刺激部位方面 在刺激部位方面，目前已有 10 余种疗法：①体针疗法：即刺激十四经穴、经外奇穴、阿是穴等的疗法。②耳针疗法：即刺激耳部穴位的疗法。③头针疗法：即刺激头部新定穴（区别于传统腧穴、经外奇穴等腧穴而选取特定区域新命门的穴位）的疗法。④面针疗法：即刺激面部新定穴的疗法。⑤鼻针疗法：即刺激鼻部新定穴的疗法。⑥颈针疗法：即刺激颈部穴的疗法。⑦手针疗法：即刺激手部新定穴的疗法。⑧脉针疗法：即刺激寸口新定穴的疗法。⑨足针疗法：即刺激足掌新定穴的疗法。⑩经络穴位带刺激疗法：即专刺某些经络穴位带的疗法。⑪神经刺激疗法：即专刺周围神经的疗法，包括专刺脊神经根疗法。⑫赤医针疗法：即用较粗的针刺督脉新穴为主的疗法。⑬经络综合疗法：简称经络疗法，即刺激"阳性物"的疗法。⑭零号疗法：即刺激淋巴结的疗法。

关于这类针法，个人认为一方面既要看到其中的确有些宝贵的经验，还有易学、易用、安全等优点，如耳针疗法之治急性扁桃体炎等，并且通过不断实践，确实可以从其中发现一些较好的新穴位，但是另一方面，也不可过高地估计了它的意义，因为有些内容可能是一些想象的产物（个别人为了显示自己有创造性），然后又通过一些临床实践证明有一定疗效然后进行报道的。那么这种想象又为什么有一定疗效呢？这是因为穴位主治的相对性是很大的，有人刺激无经无穴也可有效就是这个原因。

2. 刺激方式方面　在刺激方式方面，目前也有数十种疗法，但归纳起来，主要不外生物刺激、物理刺激、化学刺激等方面。现择要简介于下：①指针疗法：即以手指点按经穴的疗法。②猪鬃埋藏疗法：即以猪鬃埋入皮下的疗法。③马尾埋藏疗法：即以马尾埋入皮下的疗法。④人脐埋藏疗法：即以小儿脐带埋入皮下的疗法。⑤羊肠线埋植疗法：即以医用羊肠线埋入皮下的疗法。⑥胎盘组织浆穴位注射疗法：即以胎盘组织浆注入穴位的疗法。⑦蜞针疗法：即以水蛭吸脓血的疗法。⑧草药穴位埋藏疗法：如以车前草根埋穴内治病。⑨芒针疗法：即用长毫针深刺透刺的疗法。⑩银针疗法：即用无尖钝针按压穴位的疗法。⑪磁珠疗法：即用磁珠置穴上外加压力的疗法。⑫陶针疗法：即用陶瓷片刺经穴的疗法。⑬三棱针疗法：即用三棱针刺激的疗法。⑭挑治疗法：即用粗针挑穴位纤维使其断裂的疗法。⑮皮肤针疗法：即用皮肤针叩刺体表的疗法。⑯皮内埋针疗法：即用短针埋入穴内的疗法。⑰皮内钢圈埋植法：即用不锈钢圈埋入穴内的疗法。⑱割治疗法：即用手术刀割破皮肤除去少许脂肪的疗法。⑲拔罐疗法：即拔火罐。⑳火针疗法：即用粗针烧红刺穴位的疗法。㉑温针疗法：即在已刺入的毫针柄上燃艾的疗法。㉒漆针疗法：即用药涂皮上再叩刺的疗法。㉓电针疗法：即在已刺入的毫针上通电刺激的疗法。㉔气针疗法：即用滤过的空气（或氧气）注入穴位的疗法。㉕电兴奋疗法：即用电刺激穴位的疗法。㉖穴位敷药疗法：主要用中药。㉗穴位注射疗法：即将药物注入穴位的疗法。

关于上述以刺激方式划分的各种疗法，也各有优点：①有的疗法刺激强度大、时间久，如各种埋藏法、割治、电针等。②有的疗法具有较高的疗效，如某些病的穴位注射疗法。③有的疗法使用简便、安全，如拔火罐疗法、指针疗法等。

下面重点介绍耳针疗法、埋线疗法、割治疗法、三棱针疗法、挑治疗法、皮肤针疗法、电针疗法、穴位注射疗法、拔罐疗法等。

一、耳针疗法

耳针疗法是针刺耳部穴位以治疗疾病的方法。

《灵枢·师传》有"视耳好恶"以诊察肾病的记载。

晋代葛洪《肘后备急方》记载以葱刺耳治卒中恶死，又载秦越人治尸厥"以管吹其左耳中极三度，复吹右耳三度，活"及"救卒死而目闭者……捣薤汁，灌耳中……"等法。

唐代孙思邈《备急千金要方》有针灸"耳门孔上横梁"治黄疸病的记载。"横梁"相当于耳轮脚延伸处的膈、胃、肝等穴。

元代罗天益《卫生宝鉴》载有灸耳后青脉上治小儿惊痫方。

明代杨继洲《针灸大成》有灸耳尖治目翳的记载。

清代山西运城一医生专用耳针疗病。

1949年前杭州一中医用耳针治病，人称"金耳朵"先生。

民间有针耳后静脉放血治急性结膜炎法，甚效。

1956年山东莱西卫生院报告针耳轮三点治扁桃腺炎17例，获显著疗效。

耳针在国外，1957年《德国针术杂志》报道：法国医学博士彼·诺尔吉对耳针进行了六年的研究，确定了内脏及人体各部病变在耳郭的反应区和一些刺激点。

1958年耳针疗法在我国大力推广，进一步的临床实践证明了它的实用价值，如当时上海市第一人民医院等八家单位的耳针协作组报告治疗50多种病证5000余例，有效率达80%。

其后，耳针疗法又得到了进一步的普及和提高，耳穴由过去的30多个增加到93个，刺激方法由过去的单纯针刺发展为耳水针、耳电针、耳穴埋线、耳穴割治等，治疗范围也大大扩展。

（一）耳郭表面解剖名称

耳郭表面解剖名称见表2-6。

表2-6　耳郭表面解剖名称

部位	解剖名称						
耳郭正面	耳垂	耳轮	耳轮脚	耳轮结节	耳甲	耳甲腔	耳甲艇	耳屏
	对耳屏	对屏尖	对耳轮	耳舟	三角窝	屏上切迹	屏间切迹	外耳门
耳郭背面	耳轮背面	耳垂背面	耳舟隆起	三角窝隆起	耳甲艇隆起	耳甲腔隆起	对耳轮上脚沟	对耳轮下脚沟
	对耳轮沟	耳轮脚沟	对耳屏沟					
耳根	上耳根	下耳根						

（二）耳穴分布

1. 固定穴　耳屏、对耳屏、耳垂对应头面部，耳轮脚周围对应消化管，对耳轮对应脊椎，耳背面对应背部，对耳轮上脚对应下肢，对耳轮下脚对应臀部，三角窝对应生殖器，耳舟对应上肢穴，耳甲艇对应六腑，耳甲腔对应五脏。

2. 非固定穴　即反应点，包括感觉过敏及形态异常。对于耳郭反应点出现的多少，一般病轻者少，病重者多。反应点可不断出现与消失，亦可转移。

反应点的出现与病位及固定穴有一定关系：有人测定 288 名肺结核患者，肺区有反应点者 286 人；用肺区反应点普查 6976 人，确诊为肺结核者即有 375 名；又普查 1263 人的肝区反应点，发现 116 例阳性反应而列为肝炎可疑，经复查最后确诊肝炎者 80 例。

健康人也有耳郭反应点，称生理反应点或生理敏感点。

耳郭反应点的检查法有如下几种：①肉眼观察法：身体某部位有病变，耳郭一定部位可出现形态、色泽的改变如血管充血、皮肤变色、丘疹、小红点、小黑点、小水疱、脱屑等，这些部位一般压痛较明显。溃疡病患者在胃区可见一种圆形、白色或灰色、边缘清楚的小点。②压迫检查法：用探针或毫针柄或火柴头，以均匀压力在耳郭上压按，压力勿太大，有明显压痛或酸胀感即是。③电测定法（又称良导法）：一般耳郭皮肤电阻在 300 千欧姆以上，有病时相应部位可降至 20 ～ 100 千欧姆，探测时让患者握住手握极，用探查极在耳郭探测，当耳机或喇叭发出异常声音或微安表指针大幅度偏转或指示灯发亮时，即提示该处为反应点。

（三）耳穴操作

1. 毫针刺法　用短毫针快速刺入，以不穿透对侧皮肤为度，反应可稍强，注意防止晕针，留针时间 30 ～ 60 分钟，每 10 分钟捻转一次。

2. 埋针法　用揿针或皮内针刺入后以胶布固定，一般可留 7 ～ 10 天，埋后嘱患者每天按揉其处数次。埋针子宫、卵巢、内分泌、肾等治月经不调、痛经等甚效。

3. 耳水针　常用 0.5% ～ 1% 普鲁卡因，维生素 B_1、维生素 B_{12}、维生素 C，青霉素、链霉素等。每穴注 0.2 ～ 0.4mL，注入至软骨与皮下之间，呈一小丘疹。

4. 耳穴挑治法　为强刺激法，以三棱针刺入用力挑起，每次 2 ～ 4 穴，挑后以无菌敷料包敷。此退热效果好。

5. 耳穴电刺激　即毫针通电刺激。

（四）注意

注意感染，特别是用埋针、挑针、穴位注射或夏天针刺更要注意。因耳郭对绿脓杆菌有特殊亲和力，感染后甚难愈，波及软骨严重者需行手术切除。

（五）取穴处方原则

1. 按相应病位取穴 如肝病（无论是中医学的肝病还是西医学的肝病）均取肝穴，肘痛取肘穴，膝痛取膝穴。

2. 根据反应点取穴 如阑尾炎可在阑尾穴附近出现反应点，针刺其处。

3. 按中医辨证取穴 如皮肤病取肺穴，腰痛取膀胱穴和肾穴，眼病取肝穴等。

4. 按西医学辨证取穴 如交感穴用于植物神经功能紊乱，内分泌穴用于抗风湿、抗过敏等。

（六）处方举例

1. 胃痛 取胃、交感、耳中。

2. 呃逆 取膈、神门、皮质下、耳中。

3. 腹泻 取大小肠、交感、脾。

4. 消化不良 取小肠、胃、胰、脾。

5. 无脉症 取交感、肾、心、肾上腺、肝、皮质下等。

6. 偏头痛 取太阳、神门、肾、皮质下。

7. 神经衰弱 取肾、神门、枕、心、皮质下。

8. 腮腺炎 取腮腺、内分泌、肾上腺、肝、脾。

9. 落枕 取颈椎、颈、神门、外生殖器。

10. 乳腺炎 取乳腺、内分泌、肾上腺、胸。

11. 扭挫伤痛 取相应病位、神门、皮质下。

12. 急性扁桃体炎 取扁桃体、咽喉、耳轮 1～3。

13. 牙痛 取上颌、下颌、神门、牙痛点。

14. 急性结膜炎 取眼、肝、脾。

15. 夜尿 取膀胱、肾、生殖器等，每次 1 穴，留 30～40 分钟，每 10 分钟捻一次。

16. 皮肤病 取肺、皮质下、神门、内分泌。

二、埋线疗法

埋线疗法又称穴位植线疗法，即以医用羊肠线埋植于经穴内以治病的方法。这一疗法是在组织疗法和针灸疗法的基础上发展而来的，最早于 20 世纪 50 年代由江西省九江市人民医院报告的，此后在全国各地推广运用，应用范围不断扩大，操作方法不断改进，疗效也有了提高，现已发展成为常用的新医疗法之一。

（一）优点

埋线疗法的优点甚多：①适应范围广：几乎所有针灸适应证均可用此疗法。②对某些疾病有独特疗效：如有的溃疡病，支气管哮喘等用多种疗法无效，往往在埋线后获效。③节省费用：如沈阳医学院以埋线治血栓闭塞性脉管炎，疗效与交感神经摘除术相仿，而费用少得多。④简便：特别是新的套管针埋线疗法，应用十分简便，做一次可间隔 2 周，减少了每天施针的麻烦。因为埋线是一种恒刺激疗法，故实际上起到了长时间留针的作用，特别适用于农村每日均需行针灸疗法的慢性病患者。⑤易于掌握：只需很短时间即能学会使用。

（二）操作

1. 注线法　又称套管注线法。穴位皮肤消毒，可不做局麻，取 18 号输血针头，或腰穿针、骨穿针亦可（针头内放置合适的针芯，针芯前端磨平，置入针管后前端与针头长度一致），退回针芯 2～3cm，再取羊肠线 2～3cm 长置于针管前端，右手拇、食、中三指紧握上端，对准穴位迅速刺入皮下，再缓缓推进到一定深度，出现针感后即可将针芯向下推注，同时针管向外提出即可。这一方法最简便，适用于深埋。

2. 置线法　共有 2 种。一种是在穴位处消毒局麻后，以手术刀尖切开皮肤，切口大小在 1～1.5cm，再以血管钳分离皮下组织至肌层，并做按摩等刺激使之产生刺激感，然后以 1～2cm 长羊肠线数段埋入切口内，缝合皮肤即可。另一种是在穴位局部麻醉后，用埋线针将已消毒后的可吸收性外科缝线通过埋线针的缺口向下压线，以 15°～45°角刺入皮下，将线推入皮下一定深度后以无菌敷料包扎即可。

3. 穿线法　即于穴位消毒后局麻（也可不做），再取已穿好羊肠线的三角缝皮弯针，用持针器夹住针柄刺入穴位，在距离 2～3cm 处穿出，有时为了加强刺激，可行来回拉线法少时，剪断两端线头，再捏起皮肤，线头即埋入皮内，针眼消毒敷盖即告结束。此法适用于透穴线浅埋。

4. 扎线法　此法一般适用于严重麻痹症或需要强刺激时。①定穴后，涂龙胆紫做标记。②结扎处铺洞巾，医生戴消毒手套。③ 3% 碘酒及 75% 乙醇或 1：1000 新洁尔灭手术部位消毒。④穴旁 1.5～2.5cm 处以 0.5%～1% 普鲁卡因做皮内浅层麻醉。⑤于麻醉处顺皮纹切开皮肤全层，再以血管钳插入切口至肌层中使产生刺激感，（轻重可根据情况而定）。⑥持针器夹住带羊肠线大号缝皮三角针，由切口处刺入，经肌肉层穿过，于对侧 1.5 ～ 2.5cm 处穿出皮外，然后再由原针眼处反向刺入，经浅层（筋膜层）达于原切口处穿出。穿线宽度 3 ～ 7cm。⑦结扎，将羊肠线两端打结（注意重要血管、神经、肌腱处不可结扎），剪断线头，将线结埋入切口深处。结扎松紧要适宜，不能过紧或过松。如扎后剧痛不能行动，可能是结扎了神经干，可剪断线结，不必抽去。⑧切口一般不缝合，局部按揉后消毒即可。

（三）注意事项

1. 关于取穴　埋线疗法的取穴原则与针灸疗法取穴原则是一致的，如需透穴可用横埋法。至于每次用穴，一般以 2 ～ 3 穴为宜，重复埋线时也宜轮换使用。

2. 关于羊肠线　羊肠线取出后宜以消毒过的清水洗净再用。线的长短一般以 2 ～ 3cm 为宜，但亦有长至 10cm 者，如治疗小儿麻痹有时用到，但操作不便，已少用。线的粗细也是根据埋线的部位与刺激强度而定，如球后埋线宜细，不易吸收的部位宜细，易吸收的部位与需要强刺激时宜粗，临床上以 0 ～ 1 号者最常用。

3. 埋线深度　一般在皮下组织与肌肉间，在肢体还可深至肌层或肌层与骨膜间，但这样吸收较快，如埋在脂肪层则不易吸收，总之应使之有理想的刺激感，这一点很重要。

4. 间隔与疗程　每次埋线间隔一般以 15 ～ 30 天为宜，因此时原线已基本吸收。至于疗程，一般为 3 ～ 5 次，有些疾病可能埋至 4 次才出现疗效，故中途不宜随时中止治疗。

5. 埋线后的反应　埋线 1 ～ 5 天内可出现局部痛、肿、红、热，以及全身不适、疲乏、低热等，一般为无菌性炎症反应，不需处理，但要注意检查，如系感染则应进行处理。有时局部渗出黄白液体，属于脂肪液化正常反应。如原有过敏性疾患的患者，埋线的同时宜进行抗过敏处理。结扎不慎，如扎殷门、足三里伤及神经，引起足下垂、姆指不能背屈等，应进行相应的处理。在结扎埋线时如有麻电感太重，注意稍退出针头或避开后再埋或结扎，防止损伤神经干。至于刺破血管引起出血，一般只需压迫止血即可，至于肠线是否会进入血管，应防止这种可能，以避免严重后果。

6. 注意防止感染　用具、皮肤应严格消毒以防止感染，必须做到无菌操作，线头不能留在皮外，针眼要消毒包扎，2 ～ 3 天内勿浸水污染。

7. 禁用人群　妊娠期妇女、有出血倾向患者，一般不宜此法治疗。重要脏器处注意不能埋深。

8. 勿折断针具　使用缝皮三角针时应先练习，注意勿折断。

三、割治疗法

割治疗法是用手术刀切开皮肤，摘除少量皮下脂肪或用血管钳在切口内进行刺激的一种强刺激疗法，故又称穴位强刺激疗法。这一疗法近年来逐渐推广，应用范围不断扩大，操作也有所改进。其优点是对某些疾病有较好的疗效，如严重的小儿麻痹症；缺点是操作不够简便，患者较痛苦。

（一）割治部位

常用的有手足掌取穴、按经取穴及按神经取穴。

1. 手足掌取穴

（1）手掌取穴：一般有 7 个（图 2-1）：

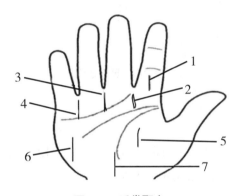

图 2-1　手掌取穴

部位 1、2、3：主治呼吸系统疾病，如支气管哮喘、慢性支气管炎等。

部位 4：主治神经系统疾病、消化系统疾病，如神经衰弱、胃病等。

部位 5：除呼吸系统疾病外，还治痞积等。

部位 6、7：主治消化系统疾病，如溃疡病、慢性胃炎、神经系统病等。

（2）足掌取穴：主要有癌根 1、2、3，以及再生，共 4 穴（图 2-2）。

足掌穴主要用于恶性肿瘤，如癌根 1 用于胃癌、食管癌、肝癌、慢性白血病，癌根 2 用于淋巴转移癌、子宫颈癌、直肠癌，癌根 3 用于肺癌、鼻咽癌、乳腺癌等，再生用于脑肿瘤等。初步认为其有改善症状的作用。

2. 按经取穴　如支气管哮喘、慢性支气管炎选取膻中、定喘，颈部淋巴结核选取膈俞、肝俞、鸠尾、涌泉等，胃病选取上脘、中脘、脾俞、胃俞等，月经病选取三阴交等。

3. 按神经取穴　如面瘫选取口腔颊内，小儿麻痹症选取神经干上等。

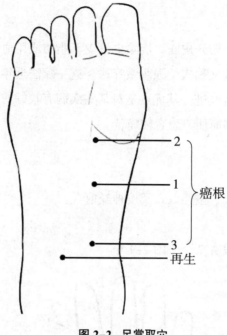

图2-2　足掌取穴

（二）操作

1. 常规消毒、局麻，以左手固定刺激部位，右手用手术刀纵行切开皮肤（不宜过深，切开皮层即可），切口长 0.5～1.5cm。

2. 以血管钳分离切口，暴露皮下脂肪组织，然后用剪刀或血管钳除去脂肪少许（无脂肪者不取）。

3. 用镊子或血管钳伸入切口，轻夹皮下组织或附近神经末梢，或用刀柄在骨膜上按摩（如膻中割治），使患者有强烈的刺激感。小儿麻痹则用血管钳弹拨神经干。

4. 结束后压迫止血，切口处消毒覆盖。亦可缝合，9天拆线。

5. 一般患者割治 1～3 次，每次间隔 1～3 周，第二次穴可在稍离原切口处施术。

（三）注意事项

1. 严重贫血、心脏病、有出血倾向、水肿等不宜割治。

2. 防止伤及深部大血管、神经、韧带。

3. 注意因刺激较强而产生晕厥、休克。

4. 割治反应多产生于 3 天内，持续 1 ～ 2 天，反应为全身不适、关节酸痛、食欲减退、发热等。

5. 注意应无菌操作，术后 1 周内伤口避免接触水。

6. 术后休息 2 ～ 3 天，禁食葱、蒜等。

7. 孕妇禁用此法。

8. 面部禁用。

9. 局麻一般位于皮内或皮下，太深则影响刺激感。

四、三棱针疗法

三棱针疗法亦称络刺、刺络、放血疗法，是一种古老的针刺疗法。《黄帝内经》中记载的锋针即是三棱针。《黄帝内经》也以大量篇幅记载了放血疗法，此后至金元时期张子和用此法治愈了不少病证，明代以后此法较少用，徐灵胎曾深表惋惜。实际直到现在，该疗法在农村还在广泛应用，是常用的民间疗法之一。

三棱针疗法的工具主要是三棱针，但也可用刀尖或缝衣针、粗短圆利针代替。这一疗法的优点是应用简便，在一定情况下可代替割治疗法。

（一）操作

右手拇、食二指持针柄，针尖露出一二分，对准已消毒的穴位刺入约一分许，速拔出，令出血 1 ～ 2mL，最多可至 4 ～ 5mL。个别患者出血较困难，可采取以下措施：①先按揉针处少时，令充血后再刺。②出针后可挤压。③静脉放血前可紧扎肢体上方令静脉显露再刺。出血后以药棉拭去，再按压针孔即可。如果治痔积针四缝穴则拔针后以指按挤周围可出黏液。

其操作法分类如表 2-7 所示。

表 2-7　三棱针疗法的三种操作

分类	刺法	适用范围
以快慢分	速刺法	一般适用于肢端穴
	缓刺法	一般适用于浅静脉放血
以针刺多少分	点刺法	刺一点，一般用之
	散刺法	刺病变周围或局部，如痤疮皮肤病
以刺法分	挑刺法	头面痛证、热性病、胃肠道疾病
	划刺法	如治支气管哮喘，针入皮后划刺数下。截根疗法取背部腧穴等，治颈部淋巴结核等也是用此法

（二）适应证

一般宜用于实热证，如高热神昏取十宣，中暑、急性胃肠炎取委中、十宣，火眼取太阳，急性喉痛取少商，癫痫取会阳（双侧）、长强，皮肤病取耳背静脉，肢端麻木取阿是穴等。有人于肺、心、胃、脾经等腧穴针出血治多发性疖肿甚效。

（三）注意

1. 不能用于出血性疾患和凝血障碍的患者。
2. 孕妇禁用。
3. 做好消毒工作，防止感染。

五、挑治疗法

挑治疗法是用粗针挑破皮肤并挑断皮下的白色纤维样物以治疗疾病的一种方法。此法广泛流传在民间，我国的华南多省尤多应用，农村地区的挑疖、挑羊毛瘟属本法范围。

挑治疗法的特点是取穴少（一般 1～2 处），刺激强，创伤较大，治疗间隔较长（一般 5～7 天 1 次），患者较痛苦，但对某些病证作用较快而大等。

（一）选点

刺激点的选择主要为下述两种：

1. 找皮肤异点 即按经络学说等在一定范围内寻找有形态改变或色泽改变的部位，如稍突于皮肤的疖点、结节或条索状物，针帽大小略带色素呈灰白、红、灰褐的点等。还有挑羊毛瘟法，即找特异性毛孔（皱纹较多、特别高、周围红圈），如寻找困难可先于皮上摩擦后再找。找点范围一般按经穴理论进行，如麦粒肿于肩胛部找，颈部淋巴结核于外上臂找，痔点一般于腰背部找，哮喘于上背部找等。另外，也可不按经络找点，如疖肿于背脊两侧线，急性乳腺炎于膏肓上下左右找点，颈部淋巴结核于八髎处找。

2. 同一般取穴 如前列腺炎挑膀胱俞，结膜炎挑大椎，急性胃炎挑足三里、上脘等。

（二）操作

消毒后，用粗针（三棱针、缝衣针均可）横按于穴上加压，刺入皮内，然后向上挑破，可逐步深入至皮下，挑出白色纤维样物并挑断，亦可用针尖缠绕纤维向外拉断，每穴挑断数条至十数条，以挑尽为止。挑治中如有出血，可用干棉球拭去，一般不必出血，挑完后消毒覆盖。

（三）注意事项

1. 刺激较强，宜取卧位，防止晕针。
2. 对个别畏痛患者亦可先局麻。
3. 注意消毒，因挑治的创伤较大而较易感染。
4. 孕妇一般禁用。
5. 严重心脏病或有出血倾向者不宜用。
6. 面部不宜挑，以防瘢痕形成。

六、皮肤针疗法

皮肤针疗法是用 5 ～ 7 枚短针束在一起以啄刺皮肤表面的一种浅刺疗法。其操作简便，使用安全，较易接受，适应范围较广。

（一）名称

由 5 枚针组成者称为梅花针，由 7 枚构成者称为七星针，由 18 枚组成者称为罗汉针，由数十至数百枚针嵌于圆筒以推滚刺激者称为轮刺筒。如在梅花针上通电刺激，则称为电梅花针。

（二）发展概况

《灵枢经》有"毛刺""半刺"的记载，特别是"扬刺"，即正中浅刺一针、四旁浅刺四针，更说明这种多针浅刺的疗法早已应用。

皮肤针的推广应用是在 1949 年以后，有的医生还专门以此治病，不少有关皮肤针的专著也陆续出版。

（三）操作

右手握针柄，食指伸长放于柄上，借手腕屈曲的弹力进行雀啄样叩打，频率每分钟 70 ～ 90 次。刺激的轻重，一般轻刺较常用，以皮肤潮红、充血和温热感，不出血为度；重刺激则运用较重的腕力，使皮肤有血点渗出，适用于需出血的疾患如丹毒及顽固性疾患。

（四）刺激部位

1. 点刺 即局限于较小部位面积上叩打。如肩关节周围炎叩打阿是穴，荨麻疹叩打曲池、血海、阿是穴，结膜炎叩打太阳穴等。如经络检查发现结节，还可叩打结节。

2. 条刺 即在一条狭长部位上呈线状叩刺，可按经络循行路线或神经分布选择叩打部位，如小儿麻痹多叩打阳明经，肋间神经痛沿神经分布叩打。此外，还可选用邻近病变内脏的夹脊穴，或者叩打条索状物。

3. 片刺 即刺激范围较大的一片。如脱发叩打头部脱发处，腰肌劳损叩打腰部，神经性皮炎叩打后项部，足背麻木叩打足背，脑震荡后遗症叩打头部等。如需大面积刺激，可用轮刺筒。

4. 环刺 即刺激部位呈环状一圈，如眼病刺目四周，口喝刺唇外四周，关节痛绕关节一周等。

总之，刺激部位应根据一般针灸取穴原则和患者的具体情况而定。多种刺激部位可结合应用，如近视既可取眼周，又可取颈椎两侧，还可取攒竹与鱼腰中点处等。

（五）注意事项

1. 由于皮肤针刺激面积大，故应特别注意消毒，以防止感染。

2. 使用时应先检查针具，注意针尖是否有钩或松动，以免增加不必要的痛苦。

3. 叩打时，针体方向要垂直，不可歪斜或拖刺，以免造成疼痛。同时注意用力均匀，不可突然给予重刺激。

4. 皮肤有溃疡、烫伤、冻伤等皮肤损害处不宜刺。

5. 如出血应揩去，最后消毒。

七、电针疗法

电针疗法是针刺取得针感后，再通以电流治疗疾病的一种方法。早在 1810 年，法国医师白利渥慈曾提出在针上通电刺激的想法。1825 年，法国军医萨朗弟爱首次使用摩擦盘静电机通电于针上治疗全身性强直，结果治愈（其实此种静电仅给予一定冲动，电力只能到表皮，难以断定是否有作用），之后还治疗了各种神经痛及风湿病。其后，法国金针学会主席拿许也博士改用可调节的液电池治偏头痛等症，1915 年 6 月戴维斯将此法发表于布里斯托《内外科杂志》，记录了用该法治疗坐骨神经痛有良效。

在国内，1934 年曾有人发表过这方面的文章，但当时未得到重视。1949 年后，在党的重视与支持下，电针疗法才有了蓬勃的发展。1953 年 3 月，《中医杂志》发表《针灸速成法之商榷》一文，介绍了电针疗法。1953 年年初西安市卫生学校用动物实验证明直流电压 0.1 ～ 1.5V、电流 0.1 ～ 1mA 对动物生命无害，然后又通过自身试验，才逐步将电针疗法运用于临床。西安市各科研、教学、医疗单位于 1958 年前后对电针疗法进行了广泛而深入的研究，无论在临床应用还是机制研究方面都做了大量的工作，取得了较突出的成就，对推广电针疗法起到了较大作用。

（一）操作

1. 毫针刺入一定穴位取得针感。两针之间的距离若小于 1 寸，人体电阻太小，电流很快由表皮进入回路；若距离太大，则电阻太大，刺激量不够（亦有电梅花针疗法）。

2. 将电针器两根输出线接于已刺入人体的毫针上，如只一枚针，则可将另一端接触患者皮肤。

3. 先将电位器调到"0"，然后拨开电源开关，逐渐调高输出电流至所需强度，一般以能耐受为度。如有输出波形或频率调节旋钮者应按需要调节。

4. 通电时间一般是 10 ～ 30 分钟，可根据需要缩短或延长。

5. 为了加强刺激或避免通电较久引起机体耐受，可在通电过程中调节频率、波形或强度。

6. 治疗完毕，先将电位器调至"0"，然后关闭电源开关，拆去导线，出针。

（二）注意事项

1. 使用电针机前应进行检查，打开开关，观察指示器（氖灯、扬声器、电流表）信号，调到一定强度后，两手分别接正负二极，有麻感为正常。电流输出量不可突然增大，拨转开关后应缓慢逐渐提高，防止引起肌肉强烈收缩而发生弯针、折针甚至骨折等严重事故。使用中如电流时断时续，刺激时而使患者突然难忍，可能是输出导线断头易接易断导致的，需修。

2. 特别注意安置好体位，使患者舒适，防止晕针。

3. 两输出线可能一强一弱，可调换。

4. 禁止电流回路通过心脏。

5. 曾作温针用过的毫针，针柄表面氧化不易导电，输出线应夹在针体上。

（三）适应证

在临床应用上，电针疗法的适应范围甚广，几乎针刺的适应证均可采用，但一般认为在以下情况下更适宜：

1. 在剧痛或需要用针刺达到镇静作用时，如精神分裂症的狂躁型等。

2. 针感差或一些神经麻痹患者。

3. 某些急性炎症，如阑尾炎等。

4. 其他，如广东省人民医院用电针治疗未成熟白内障有一定疗效。

八、穴位注射疗法

（一）定义

我们所称的穴位注射疗法，是指用各种注射液注入人体一定穴位以治疗或预防疾病的方法。它包括了"水针疗法""穴位药物注射疗法""小剂量药物穴位注射疗法""穴位封闭疗法"，但不包括套管针埋线疗法，因为羊肠线是固体物之故。

至于"水针""药物""小剂量""穴位封闭"等提法也不够确切，因为注射液的成分各不同，不单纯是普鲁卡因，而且不一定是药物，应用的剂量也并非全都是很小量的。

（二）作用

穴位注射疗法的作用主要包括以下三个方面：

1. 针的刺激作用。

2. 液体的刺激作用，即药物的局部滞留强化了针刺作用。

3. 药物的药理作用。

具体应用时，有时是两个方面的综合作用，有时则是包括了三个方面的综合作用。由此可见，穴位注射疗法的作用是包括了物理疗法和化学疗法在内的综合疗法。二者相互促进，相互强化，疗效相得益彰。

（三）优点

大量的临床实践证明，穴位注射疗法具有许多优越性，主要表现在：

1. 对某些病可提高疗效。例如有医疗单位用小剂量链霉素穴位注射治疗肺结核，缩短了疗程，提高了疗效和空洞闭合率；有医疗单位用小剂量黄体酮等穴位注射治疗闭经，疗效也超过了单用激素或针刺。

2. 节省药物。

3. 利用药物的滞留作用给机体以持久、温和的刺激，代替了留针，减少了施术的时间。

4. 因药物总量减少，故毒性也减少，从而大大提高了安全性。

（四）注射液的选择与用量

凡适于做肌内、皮内、皮下注射，对人体无害的液体均可酌情选用。如去甲肾上腺素就不能用，它可使血管强烈收缩而组织坏死。

1. 按药物的特异性选用，即根据注射液的药理作用，按照病证的需要、针对性选用。如曲池穴注射小剂量利血平有即刻降压效果，足三里穴注射小剂量阿托品可缓解急性腹痛，肺俞穴、膏肓穴注射小剂量的链霉素可治疗肺结核，肺俞穴注射小剂量的青霉素、链霉素可治疗肺炎等。不过一般药物用量较小，体穴可用原剂量的 $1/10 \sim 1/2$，每穴用 $0.5 \sim 2.0\text{mL}$；耳穴每穴用 $0.1 \sim 0.3\text{mL}$，总量也较少。

2. 选择吸收较慢、刺激性较强液体，利用它对经穴的刺激发挥作用，一般可不考虑药理作用，如常用的 $5\% \sim 20\%$ 葡萄糖。在病情较轻，易于速效时，也可选用注射用水等吸收较快的液体。

（五）穴位的选择

穴位注射疗法的选择基本与毫针疗法相同，一般不外以下 2 个原则：

1. 按经取穴 如胃痛取足三里，牙痛取合谷等。

2. 取阿是穴 如慢性腰腿痛、肩关节周围炎多取痛点注射。注意应多轮换取用。

（六）操作与注意事项

其操作同一般肌内注射，穴位消毒后，用注射器抽取所需量液体迅速刺入皮下，然后缓缓推进到预定深度（一般在肌层），达到有理想针感时，再将针芯外抽，如无回血即可将液体注入。如针体太短，有时不能达到目的，需注意选取较长的针头。

操作过程中应注意如下几点：

1. 严密消毒，因为注射较毫针感染的概率更大。

2. 勿将液体注入血管，以免降低作用或引起不良后果，如油剂进入血管则有引起血栓的危险，更不能将气体误注入血管。

3.勿将药液注入空腔，如注入关节腔可引起局部发热肿痛，注入腹腔可失去刺激作用甚至可能导致感染。

4.必须熟悉药物的药理作用、配伍禁忌以及不良反应等。

5.刺中较大的神经干时可出现针感过重或电麻感反应，此时不宜立即注药，应退针少许再注，以免引起神经组织变性坏死，导致瘫痪、感觉缺失等。

6.妊娠期不要用腰骶穴或最好不用此法。

7.需要做过敏试验的药物如普鲁卡因、青霉素等宜先做皮试，阴性反应才可应用。

8.个别患者注射后可有全身发热、局部遗留酸胀疼痛等反应，可进行相应的检查和处理，一般预后良好。

九、拔罐疗法

（一）定义

拔罐疗法是用陶瓷、玻璃、竹筒、兽角等制成吸筒，排去空气而吸拔于人体孔穴上以治病防病的一种方法。

拔罐疗法的名称很多，民间称"打吸筒""拔罐子"，古称"角法""筒术""火罐气"，国外则有"杯术""郁血疗法"等名称。

（二）发展简史

晋代葛洪《肘后备急方》记载了角法，即用磨成杯形的牛角筒吸于肿疡之上拔去脓毒（古代用兽角作为炊具）。《外台秘要》有竹筒疗法治痣癧的描述："患瘰癧等病……即以墨点上记之，取三指大青竹筒，长寸半，一头留节，无节头削令薄似剑，煮此筒子数沸，及热出筒，笼墨点处，按之良久……当出黄白赤水，次有脓出，亦有虫出者，数数如此角之，令恶物出尽，乃即除，当日明身轻也。"此外，《苏沈良方》载有久咳火筒法，《济急仙方》载有竹筒吸毒法，《外科正宗》载有拔筒法，《理瀹骈文》亦载此法。《本草纲目拾遗》记载："火罐，江右及闽中皆有之，系窑户烧售，小如大人指，腹大，两头微狭，使促口以受火气，凡患一切风寒，皆用此罐。以小纸烧见焰，投入罐中，即将罐合于患处。或头痛则合在太阳、脑户或巅顶，腹痛合在脐上。罐得火气，合于肉即牢不可脱，须待其自落。患者但觉有一股暖气从毛孔透入，少顷火力尽则自落，肉上起红晕，罐中有水气出。风寒尽出，不必服药。治风寒头痛，及晕眩、风痹、腹痛等症。"

（三）作用

拔罐用火或热水，使罐筒内空气因热而膨胀逸出，再将罐口合于皮肤，罐内温度下降，空气稀薄，产生的负压接近真空，使吸力增强，皮肤被吸吮而高起，毛细血管扩张，局部充血，使血流通畅，机体的防卫功能加强，风寒湿诸邪得以宣泄，既直接改善了局部症状，还能调整全身功能活动。

（四）种类

火罐除用陶瓷、玻璃、竹筒等外，还有用金属如铜、铁制成者。各种质料的火罐互有优缺点，但以竹筒制者优点较多。

（五）方法

1. 投火法　用小纸片或乙醇棉球燃着后投入罐内，速叩穴上。

2. 闪火法　以长纸条或乙醇棉球在罐内燃烧，速取出拔上。

3. 贴棉法　用一小棉球浸乙醇后贴附罐壁，燃烧后再拔。

4. 滴酒法　用乙醇滴入罐内少许，燃烧后拔上。

5. 抽气罐法　罐底橡皮塞以注射针插入，抽去空气后而使罐拔到穴位上。

6. 水罐法　水煮，最好用竹筒置沸水中一分钟左右取出拔上。

7. 走罐法　在较大部位拔多个火罐称排罐，用力将罐向上下左右移动三五次称走罐（罐口涂凡士林）。

（六）注意事项

1. 火罐大小随所拔部位而定，初次拔 2～3 处，以后可稍多。

2. 嘱患者勿移动体位。

3. 拔时不宜过快亦不宜过慢。

4. 注意勿烫伤皮肤，如罐口发烫即不宜用。

5. 留置时间一般 5～15 分钟。

6. 拔后皮肤宜达紫红色较好。

7. 启罐时勿强力扳下，可用指按罐侧皮肤，另空气进入即可使罐落下。

8. 如局部有较大水疱者，可刺破，外涂碘伏消毒。

（七）适应证

风寒湿痹、多种痛证、跌打损伤、毒蛇伤、痈肿或脓、神经麻痹、哮喘肺炎等。

（八）禁忌证

肌肉浅薄、毛发、五官等处，皮肤过敏、有出血倾向者、破溃处，枯瘦患者及孕妇，剧烈抽搐等症，尤其孕妇的腹腰部。

第三章　针灸治疗

第一节　头面病证

一、头痛

（一）概述

头部有诸多痛觉过敏组织。颅内有大静脉窦、动脉、脑膜、感觉神经等可引起头痛。颅外有皮肤、肌肉、血管、神经、帽状腱膜、骨膜等，其受到刺激也可引起头痛。

常见的头痛原因如下：

1. 血管被牵引　如患脑膜炎、脑炎等时脑组织水肿牵引血管，脑肿瘤牵拉挤压血管。

2. 血管扩张　如流感、败血症，毒素使血管扩张，可发生剧烈头痛。

3. 反射性肌肉收缩　如神经衰弱引起头部肌肉收缩，蛛网膜下腔出血引起颈肌收缩。

4. 神经直接受到刺激　如鼻咽癌侵犯三叉神经。

（二）临床表现

急性感染性疾病头痛，多为搏动性、持续性，整个头部在咳嗽、摇头时疼痛加剧，冷敷时减轻。

鼻部疾患，头痛多位于前额及鼻根周围，同时有鼻流涕、鼻塞等症。

眼部疾患，屈光不正时头痛常于下午、晚上发生，或于用眼后发生，两侧眼球、眉弓痛。充血性青光眼有明显的偏头痛，患眼胀。

神经衰弱，头痛的部位、性质不固定，有失眠等病史。

颅脑外伤、高血压、铅汞等中毒、脑肿瘤等均可引发头痛。

偏头痛多为单侧搏动性头痛，发作前有视物不清等先兆。痛时有呕吐，间歇期无不适。另一种血管性头痛，类似于偏头痛，但部位不定，可单侧或全头部痛。

三叉神经痛，头痛部位则与三叉神经分布一致。

（三）中医认识

中医学认为，头痛病是指由于外感与内伤，致使脉络拘急或失养，清窍不利所引起的以头部疼痛为主要临床特征的疾病。邪阻脉络，清窍不利；精血不足，脑失所养，为头痛之基本病机。其病位虽在头，但与肝、脾、肾密切相关。风、火、痰、瘀、虚为致病之主要因素。头为神明之府、"诸阳之会"，且"脑为髓之海"，五脏精华之血、六腑清阳之气皆能上注于头。头与五脏六腑之阴精、阳气密切相关，凡能影响脏腑之精血、阳气的因素皆可成为头痛的病因，其主要分为外感与内伤两类。

1. 中医证型

（1）外感表证：风邪或其他六淫之邪袭于阳经，经气壅滞，可见恶风、怕冷、脉浮等表现。

（2）胃火上犯证：胃火上犯清空，热厥头痛，可见燥渴、便秘、脉洪等表现。

（3）痰湿中阻证：可见胸闷、恶心、脉滑等表现。

（4）阴血不足证：阴不制阳，虚阳上浮，可见头晕、腰酸、面黄等表现。

（5）中气不足证：清阳下陷，可见少气、食减、便溏等表现。

（6）肝胆火炽证：可见目赤、胁痛、脉弦等表现。

2. 辨证要点　头痛辨证需注意三个方面：①因素：外感，内伤。②久暂：虚实，气血。③部位：三阳经，肝经，督脉。

3. 鉴别诊断

（1）风寒头痛：恶寒，头痛连项，兼咳嗽有痰等，多为足太阳，手太阴经受邪。

（2）风热头痛：头痛如裂，兼口渴便秘等，多为足太阳、足阳明经受邪。

（3）风湿头痛：头痛如裹，兼脘闷纳呆等，多为足太阳、足太阴经受邪。

（4）肝阳头痛：头眩痛，以晕眩为主，痛在左，兼易怒、口苦等，病位多在肝。

（5）肾虚头痛：头空痛，以耳鸣为主，兼腰膝无力等，病位多在肾。

（6）气虚头痛：头痛绵绵，兼纳呆少气，病位多在脾、肺。

（7）血虚头痛：头晕痛，兼心悸易慌，病位多在心、肝、脾。

（8）痰浊头痛：头痛昏蒙，兼呕恶痰涎，病位多在脾、肺。

（9）血瘀头痛：头痛如刺，兼舌质紫暗，痛已久，病位多在经络。

4. 辨证取穴

（1）风寒头痛：与足太阳、手太阴有关，取风池、风府、列缺、昆仑，均针或加灸。

（2）风热头痛：与足太阳、足阳明、督脉等有关，取天柱、大椎、合谷、内庭等穴，均针。

（3）风湿头痛：与足太阳、足太阴等有关，取风池、头维、足三里等穴针，章门加灸。

（4）肝阳头痛：取百会、风池、悬颅、侠溪、行间等穴，针。

（5）肾虚头痛：取天柱、通天、太溪、申脉等穴，针或灸。

（6）气虚头痛：取神庭、头维、脾俞、气海、列缺等穴，针或灸。

（7）血虚头痛：取角孙、百会、脾俞、心俞、肝俞等穴，均针。

（8）痰浊头痛：取头维、神庭、脾俞、内庭、丰隆等穴，针。

（9）血瘀头痛：取痛处或附近，七星针叩出血或三棱针放血等。

还有偏头痛一症，多属痰火为患，宜取侠溪、外关、悬颅、颔厌、商丘、太冲等穴。

5. 分部论治

（1）两侧痛：风池、中渚。

（2）头顶痛：百会、太冲。

（3）头项痛：天柱、后溪。

（4）头额痛：阳白、攒竹、合谷。

（5）太阳穴痛：率谷。

二、面神经麻痹

（一）概述

面神经麻痹系急性非化脓性的茎乳突孔内的面神经炎。本病是颜面神经疾患中最为多见者，多发于男性及 20～50 岁间。面神经麻痹可分为原发性和继发性两种。原发性多因风湿性（冷风侵袭）面神经炎或茎乳突内骨膜炎产生面神经肿胀受压或血液循环障碍而致麻痹。继发性可由多发性神经炎、腮腺炎及肿瘤压迫面神经，或中耳炎、鼻咽癌、听神经纤维瘤、梅毒、脑肿瘤、出血、炎症等引起。

（二）临床表现

本病可导致面部多部位的肌群瘫痪。其中，额肌瘫痪表现为额纹消失，不能抬眉。眼轮匝肌瘫痪表现为患侧闭眼不全，多泪。面肌瘫痪表现为患侧鼻唇沟浅，露齿口向健侧歪。口轮匝肌瘫痪表现为不能吹口哨，口角流涎。颊肌瘫痪表现为鼓腮漏气，食物滞留患侧齿颊。本病临床表现常见患者口向一侧㖞斜，笑或露齿动作时尤甚，眼裂扩大，令患者闭眼时往往不能全部闭合。本病发病 2 周后可行电测验，无变化反应者大多可在 1 个月内恢复。

（三）中医认识

本病属于中医学"口眼㖞斜"等范畴，多由于正气不足，络脉空虚，腠理不密，风邪得以乘虚而入，引动痰湿流窜经络而致，闭阻络脉，致气血流动不畅而发病。本病病位主要在阳明经，也涉及太阳、少阳。张子和用经络学说分析本病，认为手足太阳、阳明分布于口眼周围，因而提出"是经非窍论"，并指出假如是窍病，为何局限于口眼（当七窍俱病），这是因为"动则风生，静者风息……口目常动，故风生焉。耳鼻常静，故风息焉。"张氏反对用开窍药。

本病的针灸治疗，《备急千金要方》《河间六书》均指出应依经针灸之。因此应以阳明经孔穴为主，再配以局部与周围取穴。颊车、地仓、合谷、下关、翳风、迎香、丝竹空、承泣、水沟等穴均可取。

许叔微《普济本事方》与《针灸资生经》均载范子默患此症，灸听宫、颊车、地仓而正。罗天益治一老人因冬日左侧烤火，外出为风袭而致左缓右急，口眼㖞斜，亦灸地仓、颊车而愈。张子和主张"目之斜灸以承泣，口之㖞灸以地仓，俱效。苟不效者，当灸人迎"，认为本症为风邪所陷，陷下则灸之，故宜灸。

《备急千金要方》有以笔筒塞耳中泥封，外以艾灸之法。

《针灸集成》介绍灸间使，3～7 壮，甚效。

1.疗效与疗程　针刺对本病疗效甚佳，有大量临床报道，治愈率 70%～90% 不等，病程长，继发性者较差，或云经电针后无效者改针刺效果差。疗程数次、数十次不等，有的需数百次。

2.疗法

（1）额肌瘫痪，取阳白、太阳。

（2）眼轮匝肌瘫痪，取瞳子髎、鱼腰、承泣、丝竹空。

（3）面肌瘫痪，取地仓、颧髎、迎香。

（4）口轮匝肌瘫痪，取水沟、地仓、承浆、颊车。

（5）颊肌瘫痪，取颊车、下关、听会。

（6）合谷、足三里、翳风亦是本病常用穴。

（7）中枢性面瘫取风府、风池等配合，刺激由强减弱。

（8）虚寒患者面部可施灸或拔罐。较顽固者可采用埋线疗法。

（四）当代治验

1. 针刺法 在17篇报道985例中，取穴颊车、地仓、合谷、下关、攒竹、四白、翳风、瞳子髎、丝竹空、颧髎、承浆、太阳、迎香、水沟、阳白、风池、头维、足三里、口禾髎等，每次选5～7穴，手法多为补法，捻转得气，留针5～30分钟，1日或间日1次，有人用针后灸颊车、地仓，或拔罐，或配B族维生素。985例中，痊愈680例，有效243例，无效53例，不明效果9例。多数人认为病程越长疗效越差，或云继发性者效果差或无效。一针二穴法，如阳白透鱼腰，地仓透颊车，地仓透下关等，据称疗效甚佳。

2. 皮内埋针法 有人用此法治疗80例，痊愈72例，有效5例，无效3例。其法：取寸半毫针下关透听宫，颊车透地仓，攒竹透鱼腰为主，口禾髎透迎香，颊车透翳风，颊车透大迎为次。刺入后，用胶布固定，4日后取出，隔3～6日埋1次，4次为一疗程。

3. 电针疗法 有人用巨髎透迎香，四白透口禾髎，太阳透丝竹空，颊车透大迎，鱼尾透鱼腰，承泣透四白等，留针5～10分钟后，每次选2～3穴通电3～5分钟，治疗86例，痊愈68例，显效16例，无效2例，平均治疗8次可愈。又有人取阳白、瞳子髎、颊车等面部穴，每次6～8穴，针入后通电1～5分钟，治疗26例，痊愈9例，显效9例，有效8例。

4. 艾灸法 用经外奇穴治疗2例，1次灸愈，取穴：以稻秆量大陵至中指端，以此一端由鼻准头向上量入发际尽处取穴，灸1壮。又以稻秆量中指长度，从耳后砧骨向上量尽处是穴，灸1壮，左灸右，右灸左。先涂大蒜泥，再以艾绒掺麝香，以黄豆大艾炷灸。

5. 拔罐法 专用以拔太阳、阿是（大迎上，地仓后处）有效。

第二节　内科病证

一、感冒

（一）概述

感冒又称伤风、上感，主要是由病毒引起的急性上呼吸道炎症，初起时多见鼻塞、鼻咽干、喷嚏、流清涕、低热、畏寒、头痛、喉痛、咳嗽等。

流感乃由病毒引起的急性病，传播迅速。原发肺炎型较重，多见于小儿，暴发中毒型迅速出现神经系统症状和休克，均需注意及时抢救。

（二）鉴别诊断

感冒：有明显诱因如受凉，起病较慢，全身症状轻，呼吸道炎症明显，不会大流行。

流感：与流感患者接触，起病较急，全身症状明显，上呼吸道炎症不明显，会大流行。

（三）中医认识

中医学认为，感冒为风寒或风热之邪侵袭肺卫，导致腠理开泄，肺卫不固而出现一系列的症状，其病位在太阴、肺、卫、表。

1. 针灸取穴

（1）合谷——肺与大肠相表里，感冒多头痛。

（2）大椎——督脉督于阳，散阳邪解热。

（3）风池——祛风常用穴。

（4）少商——咽喉，肺之门户。

（5）尺泽、委中——宣泄肺手太阴经之热邪。

连续捻3～5分钟症状可消失。

2. 加减变化

（1）寒战：取大椎上2寸处针之，持续捻1～2分钟。

（2）剧咳：取1%普鲁卡因1mL穴位注射天突、肺俞。

（3）另一法：取少商、中商、老商、水沟点刺（粗针），1～3次愈。

二、流行性感冒

（一）概述

本病乃是由病毒引起的急性呼吸道传染病，常呈暴发性流行，由空气飞沫传染，临床表现轻重不一，起病急速，但也有在发病前出现全身违和，轻咳喉痛者。主要分三型：

1. 单纯型　起病急，畏寒高热，头剧痛，腰痛，全身酸痛，鼻热衄血，咽痛，干咳，大便不畅，2 ～ 3 天热退。

2. 支气管炎型　胸痛，痰带血丝，痰多等。

3. 肺炎型　当炎症自支气管下达肺泡时引起病灶性肺炎，此时高热不退，或气急、发绀、阵咳、咯血等。

（二）中医认识

本病中医亦称感冒，因古人认识到本病有传染性，故将其列为"时行病"，如张景岳认为主要是因为气候反常而致。本病的中医分型论治如下：

1. 风寒证　恶寒，发热，无汗，头痛，肢酸，鼻塞清涕，喉痒，咳嗽声重，痰清稀，舌苔薄白，脉浮；治宜温散宣肺，取大椎、列缺、风门、风池、合谷。

2. 风热证　恶风，汗出，头胀痛，咳痰稠黄，喉红痛，口干欲饮，舌苔黄白，脉浮数；治宜解表清热，取外关、合谷、鱼际、大椎、曲池等穴。

（三）古法选介

古人治疗方法:《普济方》用腹结、商阳、合谷、腕骨、阳谷、侠溪、厉兑、劳宫治热病汗不出；又用冲阳治寒。《针灸集成》治热病极热，头痛引饮三日，以柔索缠肩下臂上，左右尺泽青络刺出血神效，出血与汗出同故也。

（四）当代治验

1. 取大椎、曲池、合谷、内关以针刺治疗，一般针后 6 ～ 15 小时热退，治愈率 93%，治 1 ～ 4 次。

2. 取照海（反应放至横骨）、大椎（反应至命门）、合谷、复溜、太阳发汗，配足三里、内庭、少商镇咳。如发热则先刺申脉、仆参（反应达承扶、睛明），配太阳出血，治愈率 50% 以上。

3. 对症治疗。有人用后顶穴（在百会穴下 1.5 寸，后发际直上 5.5 寸）消除寒战头痛，捻针 1 ～ 2 分钟。

4. 奇穴治疗。少商、中商（少商外 2 分半）、老商（中商外 2 分半，大指爪甲角外侧分许）、中魁、水沟等均针，头痛加印堂、太阳，恶心加中冲放血，呕加合谷、百会、廉泉，治疗 80 例，痊愈率 70% 以上，大多只针 1 次。

三、肺炎

（一）概述

肺炎是指终末气道、肺泡和肺间质的炎症，可由病原微生物、理化因素、免疫损伤、过敏及药物等因素所致。细菌性肺炎是最常见的肺炎，也是最常见的感染性疾病之一。日常所讲的肺炎主要是指细菌性感染引起的肺炎，常见者有大叶性肺炎、小叶性肺炎，二者的区别见表 3-1。

表 3-1　大叶性肺炎与小叶性肺炎的区别

区别	大叶性肺炎	小叶性肺炎（支气管肺炎）
病因	95% 为肺炎球菌	60% 以上亦为肺炎球菌
病位	多及全叶	多在下叶
症状	有铁锈色痰，胸痛，持续高热	泡沫痰，黏液脓性痰，胸痛很少，发热不规则，体温未必升高

其他如初期寒战高热、咳嗽，逐渐缺氧，甚至昏迷谵妄为二者的共同症状。

（二）中医认识

肺炎亦属中医学"温病"范畴，辨证论治可按三焦及卫气营血进行（参考脑炎），但由于病变主要在肺，与脑炎病变在脑不同，且脑与督脉联系密切，故应以肺经穴与胸背部穴为主。本病的发生，与体质衰弱、机体抵抗能力减退有很大关系，故多发于小儿及老人或病后。

（三）当代治验

1. 取肺俞、大椎，刺后加太乙神针，每次留针 1 ～ 2 小时。有人报道治愈 3 例大叶性肺炎，奏效甚速。

2. 取合谷、曲池、大椎、灵台、附分、肺俞、膈俞，每天针 1 次，每次留针 60 分钟。有人报道治 7 例大叶性肺炎（马脾风），针后 48 小时患者恶寒、高热、剧咳、昏呆诸症均失，白细胞计数亦下降。

3.取喘息穴（大椎旁 0.5～1 寸之压痛明显处），以 0.25% 普鲁卡因两侧均注 0.2mL，连续 3 天。有人报道治 57 例小儿支气管肺炎，治愈率 94.7%（治 1～5 次），平均退热时间 2 天，气急改善 1.5 天，咳嗽减轻 2 天，肺部啰音消失 3.2 天。

4.拔火罐治小叶性肺炎 20 例，痊愈 16 例，好转 4 例，疗程 1 周左右，取肺俞，每次 5～10 分钟，每日 1 次。

四、支气管哮喘

（一）概述

支气管哮喘的病因一般与中枢神经系统功能失调及外来或内在变态反应原（如吸入花粉、吃入蟹虾、接触油漆、呼吸道慢性感染细菌及其产物）的作用有密切关系，故称变态反应性疾病。其主要病变为：①中小支气管痉挛。②管壁黏膜水肿。③管腔内黏稠分泌物增加。

（二）临床表现

其临床表现，外因所致者多突然发作，内因引起者来势较慢。发作时，鼻痒、喷嚏、咳嗽，有泡沫痰，呼吸困难，哮鸣，端坐呼吸，重者口唇发绀、额部出汗。这样的阵发可历经数小时，往往因大量吐痰继而呼吸改善，哮鸣减弱，通气困难消失。

（三）鉴别诊断

注意与心源性哮喘鉴别：心喘亦有夜间阵发性呼吸困难，并有哮鸣音，但有心脏病史、频繁咳嗽、咯出白色或粉红色泡沫痰、心脏扩大、心有杂音等。

（四）中医认识

1. 中医病名　本病当属中医学"哮喘"范畴。哮与喘是既有区别又有关系的。《医学正传》云："喘以气息言，哮以声响言。"喘不一定是阵发而哮是阵发，二者均有气促，喘不必兼哮而哮必兼喘，但二者在病所、病机上关系密切。

2. 中医病因病机　本病的发生不离肺、脾、肾三脏，以脾为生痰之源，肺为贮痰之器，肺主出气，肾主纳气故也。《证治汇补》中的"因内有壅塞之气，外有非时之感，膈有胶固之痰，三者相合，闭拒气道"而发是最有概括力的解释。

3. 辨证论治　朱丹溪提出发时以攻邪为主，平时以扶正为主的原则，今人有谓

"发时治肺，平时治肾""发时治标，平时治本"均是根据丹溪学说提出来的。针灸治疗也应根据这个原则。在临床上，其治疗主要是按肺、脾、肾三脏患病的情况而定治法。

（1）病位在肺：哮喘病所在肺，故无论初期还是末期，发时还是未发时，均应治肺，膻中、列缺、肺俞、尺泽、膏肓、太渊等是常用穴。肺寒者可重用灸，肺热者则以针为主。如外感风寒，可加合谷、大椎等穴发表。

（2）病位在脾：哮喘病脾虚痰多者，宜重在治脾，取中脘、丰隆、足三里、脾俞、气海等穴，着重于灸。

（3）病位在肾：喘促日久，多见肾亏，当以补肾为主（特别是应以补肾阳为主），灸关元、肾俞为常用之法，如阴虚较明显则针太溪。

4. 针灸治疗

（1）疗效与疗程：对控制发作有一定作用，约30%可近期治愈，80%有效，但复发率颇高。有些患者经激素等其他药物疗法失效时，针治可以有效。一般认为病程短、体质佳、针感好者疗效较好，反之则较差。疗程1～2个月。

（2）疗法：①取穴原则：发时治肺，平时治肾；发时治标，平时治本。②取穴治肺：C_1–T_6夹脊穴、膻中、肺俞、天突、膏肓、大椎、身柱。治脾：丰隆、足三里、气海。治肾：关元、肾俞。

（3）治疗工具：①毫针：以C_1–T_6夹脊穴为主，每日1次，10次一疗程。②化脓灸：取肺俞、膏肓、膻中等灸起疱，4～9壮，结痂后未痊愈者可再灸。③粗针划刺：取三棱针划刺膻中，稍令出血，敷盖，每周1次，3次一疗程。④穴位注射：蒸馏水2～3mL皮下注射身柱穴，每日1次，7日一疗程，连做2～3个疗程。一般穴位注射1次后缓解，2～3次止咳，此后肺功能改善。

（五）古法选介

1. 王执中治哮喘，常用肺俞，他说："凡有喘与哮者，为按肺俞，无不酸疼，皆为缪刺肺俞，令灸而愈。亦有只缪刺不灸而愈。"

2.《针灸集成》介绍脊背与鸠尾相对处灸7～27壮治哮喘。

3.《类经图翼》介绍治小儿哮喘，取小指尖上，用小艾炷灸7壮除根，未除再灸。

4. 喘息，在大椎旁1寸，日本玉森贞助谓在膈俞外上方2～3分处，喘病压此有快感。

5. 太溪（日本），《针灸真髓》谓即照海处，云治喘息甚佳（泽田派）。

6. 水分，《医学纲目》云在水分穴旁各寸半，针 2 寸半，灸 50 壮，治气喘。

7. 郁中，《经穴汇解》（日本）云耳上根及耳垂各 1 穴，据《寿世保元》云此穴在胸部，灸哮喘甚验。

（六）当代治验

1. 毫针配灸法　取丰隆、气喘、大椎、肺俞、天突、膏肓、身柱、风门、大杼、气户、中府等穴，针刺一般取 5 个穴，留针 30 分钟，或用烧山火法，灸则限于胸背部穴。100 余例报道云治愈率 20% 左右，好转者 50% 左右，疗程一般为半个月左右。

2. 化脓灸法　取大椎、肺俞、天突为主，配膏肓、膻中等穴，每人灸 1 次，使起疱化脓，约 45 天创口愈合。疗效：有人报道治 157 例，痊愈者 48 例，总有效率 76%，认为病程在 2 年内者易愈，10 年以上者难愈。福建某地根据民间方法于三伏日施起疱灸（初伏乃夏至后第三个庚日，中伏乃夏至后第四个庚日，末伏乃夏至后第六个庚日，因庚日属金属阳之故），取穴风门、肺俞、膏肓、大椎，灸起疱后，外贴元遂散（延胡索、甘遂、细辛各 5 钱，白芷、轻粉各 3 钱，白芥子 1 两，共研末）用姜汁煮糯米糊调为膏，敷穴上 36 小时，治 400 余例，疗效率 80% 以上。

3. 刺络疗法　取背、胸、肘窝、耳翼等处刺出血少许，辅以火罐。有人报道治 10 例，1 ~ 10 个疗程，术后 4 例未发，6 例好转。

4. 梅花针法　先叩脊柱两侧，后叩胸锁乳突肌部，再叩气管两侧及胸肋间。有人报道治疗 8 例，4 例症状消失，4 例好转。

5. 电针疗法　取喘息、肺俞、膏肓、大椎为主，针刺后通电 30 分钟。有人报道治疗 6 例，治 3 ~ 40 次，痊愈 5 例，1 例近愈。

6. 皮内埋针法　取膻中穴，用 1.5 寸毫针横刺入，埋 3 ~ 5 天。有人报道治疗 13 例，痊愈者 6 例。

7. 割治疗法　取膻中或食、中二指掌面指蹼后缘处，先注普鲁卡因 5mL，后用手术刀切开皮肤，切口长半寸左右，并刺激使有麻感，切除皮下脂肪少许即可缝口，3 天拆线，每周 1 次，3 次为一疗程。有人报道治疗 50 例，痊愈 35 例，显效 3 例，有效 8 例，无效 4 例。

8. 穴位注射法　各地使用的西药甚多，如麻黄素、氨茶碱、可的松、盐酸氯丙嗪等。

9. 综合疗法　《江苏中医》（1962 年）报道有人治小儿哮喘，发作时针天突、挑四缝（挤出黏液），梅花针叩胸椎脊柱两侧；不发时每隔 1 周挑四缝 1 次，体虚者灸足三里，脊柱弯者灸大椎、身柱、灵台。治成人哮喘法：发时针天突、肺俞、膏肓、中府、太渊等穴加灸，并挑四缝；不发时每周挑四缝1次，灸天突、肺俞、脾俞、足三里、膏肓等穴。以上均配合用内服药治。治疗217例，痊愈58例（1年未发），显效87例。疗程1个月左右。

五、疟疾

（一）概述

疟疾是人体感染疟原虫所引起的传染病，由按蚊传播。当按蚊吸吮人血时，其唾腺中的孢子体便随唾液注入人体血液循环。（此孢子体乃因按蚊吸疟疾患者血时，将生殖原虫吸入后在蚊体增殖而成）。

本病发作时以周期性阵发性寒战、发热出汗（由疟原虫的代谢产物引起的异性蛋白反应），平时以贫血（疟原虫寄生于红细胞，破坏红细胞）、肝脾肿大（单核巨噬细胞增生导致疟原虫与疟色素均于网状内皮系统被吞噬破坏，故引起网状内皮系统大量增生）为主要特征。

本病的典型发作分为三个阶段：①发冷期：10～60分钟。②发热期：4～8小时。③出汗期：2～3小时。汗出后顿觉轻快。

间日疟，48小时发作1次（疟原虫裂体增殖呈周期性，发作时乃成熟裂殖体破裂，裂殖子被释入血浆）。三日疟，72小时发1次。上述三阶段寒战、高热、大汗的症状典型，兼见症状较轻（如贫血等），预后多良。

恶性疟，36～48小时发1次。上述三阶段症状不典型，较重（如贫血等），预后较差。

（二）中医认识

1.古籍记录　疟疾，甲骨文中即有记载；《黄帝内经》对于本病的病因、病机、诊断、治疗均有较详细的记载，疟名即达17种之多；《金匮要略》对本病的脉因证治论述亦多；《肘后备急方》发明用砒治疟。古人很早就认识到本病具有传染性，如《医学入门》云："疫疟，一方长幼相似。"

2.病因病机　对于本病的病因，古人认为是由于一种毒气，如《诸病源候论》提出瘴疟由感染毒气而起，多发于岭南山瘴之地。另外，风、寒、暑、湿也是诱发本病的重要因素。喻嘉言认为，当邪气侵入人体后，伏于半表半里少阳之经，入与阴争则寒，出与阳争则热，正邪交争而发病，如邪气伏藏，不与营卫相搏则寒热休止。此外，饮食所伤，脾胃受损，化生精微之功能失常，气血虚弱，正气不足或劳倦太过、起居失宜，元气消耗，营卫空虚，则疟邪乘虚而入。如张景岳云："疟疾本由外感……惟禀赋怯弱，劳倦过度者，尤易感邪。"赵献可在论述《黄帝内经》"夏伤于暑，秋必痎疟"时亦提出为什么有发病者亦有不发病者，乃因人体元气起决定作用。

3. 中医证型

（1）正疟：寒热往来，发作有定时，先呵欠乏力，继而寒战，寒去则热，面赤口渴，终则热退身凉，脉弦。治宜和解达邪，取大椎、风池、外关、侠溪，均针（小柴胡汤等）。

（2）热疟（包括温疟、瘴疟）：发时热多寒少或但热不寒，汗出不畅，口渴，便黄，舌红苔黄，脉弦数。治宜清热祛邪，取大椎、合谷、内庭等穴，均针。

（3）寒疟（包括牝疟）：发时寒多热少或但寒不热，胸痞不渴，神疲肢倦，舌淡苔薄腻，脉弦迟。治宜温阳达邪，取大椎、风府针，后溪、脾俞、胃俞加灸。

（4）瘴疟：本病发作症状较重，以神志昏迷为特点，在治疗时除上述外，如神昏者可配以开窍，间使针，十井出血等。

4. 针灸取穴 以督脉经穴为主（从风府到至阳各穴均可用）。常用大椎、陶道，宣通阳气以祛邪。针下反应最好能上下放射。后溪、间使均为经验效穴。疟门为近年来发现的新穴，基本属于手少阳经。足三里为足阳明经穴，能扶正祛邪。亦有用足少阳阳陵泉穴获效者。还有人把风池作为特效穴。刺身柱、大椎、命门出血亦效。手背部找红点，挑断肌纤维亦效。

5. 针刺时机 关于刺疟时机，《黄帝内经》认为"先其发时，如食顷而刺之"。目前也主张在发作前 1～3 小时针刺。广州中医学院（现广州中医药大学，下同）针灸教研组认为发作前 3～4 小时针刺最好，乃因此时裂殖体破裂，裂殖子处于游离状态，易于杀灭之故。

是否发作时不可刺？也不是的。《黄帝内经》有"诸疟而脉不见，刺十指间出血"的记载。《景岳全书》《保命集》称此为"八关大刺"，认为还可用此法治目赤肿痛。《儒门事亲》记载了 1 例疟疾患者发时用此法而消除症状。1955 年 4 月《中医杂志》亦报道 1 例发冷时就诊患者，用针刺加灸大椎 10 分钟，发冷期缩短，发热未出现。

至于古代朱丹溪、戴思恭、喻嘉言等人认为疟不可早截之说，必待四五发以后截，此说是荒谬的。不过，古代的疟疾也可能还包括西医学疟疾以外的一些病证。

（三）古法选介

《黄帝内经》论疟的治法甚详，方法甚多，其特点是：①分经取穴，将疟分为六经和脏腑辨证论治。②多用放血疗法。

其他文献记述治疟法亦不少，录其奇者如下：①久疟灸脾俞法，可在《针灸资生经》的医案中读到，王氏以为疟疾多由饮食得之。②以绳量足着地周围长度，从百会向脊下垂尽处是穴，灸 30 壮。此法亦见于《寿世保元》，云治疟如神，为玉人传授，妙不可言，名背监穴。③以膻中至乳中长度从乳中向下垂尽处是穴，灸随年壮。④《备急千金要方》中先刺间使，后刺十三鬼穴，效《针灸集成》。

（四）当代治验

1949 年后用针灸治疟的报道甚多，其中绝大多数针治 1～3 次后能控制发作，80%～90% 血涂片复查转阴，以间日疟疗效最好，三日疟次之，恶性疟较差。至于能否根治，尚需进一步研究。兹综合介绍如下：

1. 治疗方法多种　①毫针法：此法用之最多，一般用重刺激手法，留针一般 30 分钟，有人强调刺大椎、陶道时使反应达尾椎则效果好。②艾灸：无单独使用者，只作为配合毫针用（针后加灸）。③挑针法：于背部找红点，挑出纤维出血。④耳针法：取耳郭肾上腺、皮质下及内分泌区留针。⑤皮内针法：用掀针刺入大椎等穴，留针 3～7 天。⑥圆利针：取身柱、大椎、命门，用圆利针刺后挤出血。

2. 取穴问题　有人收集 1957 年以前的报道 10 篇，综合其取穴：大椎、脊中、陶道、至阳、风池、命门、风府、身柱、神道、太溪、后溪、间使、复溜、神门、脾俞、足三里、合谷、悬钟、曲池、太冲、内关、外关、大陵、太渊等。从此后报道来看，一致认为大椎、陶道、间使、后溪是最常用穴。有人专用阳陵泉、足三里、公孙为主，取得了较好疗效。亦有人认为风池是特效穴，还有人在脊椎两旁找压痛（多在 T_4-T_6 旁）留针，更有人发现了新穴——"疟门"，在中指与无名指间，掌面。

3. 疗程问题　一般在 1～7 次，痊愈者多为 1～2 次。

4. 疗效问题　治愈率甚高，在 80%～100% 不等，针后不仅症状消失，而且血液中疟原虫已不能再查获。有人认为对间日疟效果最好，三日疟、恶性疟次之。有人刺疟门穴 1 次预防疟疾，计 22 例原来每年必患疟的患者，针后 2～3 年未发。

5. 刺疟时机问题　《黄帝内经》云，"先其发时，如食顷而刺之"。绝大部分人认为在发作前 1～2 小时施术最好，但是从古今治验来看，在发时针刺亦有一定疗效。

6. 截疟时机问题　古今医家绝大部分人认为必须发作数次之后才能截，如朱丹溪认为"初起病势甚炽，一二发间，未宜遂截"，朱氏弟子戴思恭亦云"四五发以后"截。李中梓亦指出四五发者曾经发散者方可截。为了论证上述论点，《名医类案》及喻嘉言《寓意草》搜有截疟后变成坏疟医案，于是常山、柴胡乃为人所畏用。其实我们认为疟疾不可早截之说是没有科学根据和实践根据的。事实证明，我们在临床早用截法并未发生不良反应。其所谓早截坏疟，我们分析有如下几种原因：①有些患者似疟非疟（赵献可即提到这一点）。②慢性虚疟采用补中兼截的方法。如《万病回春》中的人参截疟饮即对虚疟采取截补兼施的方法。③未注意解除其兼症。因此，我们现在主张截疟越早越好。方药如此，针灸亦如此。

六、传染性肝炎

本病为病毒所致的急性传染病，大多以发热、食欲不振开始，继以黄疸、肝脏肿大与压痛。其病毒存在于患者血液及粪便中，传染途径多以消化道为主，亦有以血液为传染物或飞沫感染者。

本病按黄疸的有无分为如下两种。

（一）无黄疸型传染性肝炎

患者可能全无临床症状，亦可有发热与胃肠道症状、肝区不适、肝脏肿大，但无黄疸出现。肝功能检验均有胆红素增加伴轻度功能减退。

中医学对本病的辨证论治主要从"肝郁""胁痛"等病去探讨。兹分述如下：

1. 实证

（1）肝郁气滞证：有胁痛、头昏、口苦、口干、多梦、脉弦、舌红苔腻等症，宜疏肝理气，取支沟、阳陵泉、气海、膻中等穴，均针。

（2）脾困湿阻证：有脘闷腹胀、纳少、口腻、肢重、脉滑、苔腻等症，宜运脾祛湿，取上脘、章门、脾俞等穴，针加灸。

2. 虚证

（1）阴虚：①肝阴偏虚，见头昏目花、低热、多梦等症，宜补肝阴，取曲泉、魂门等穴，针。②肝心阴虚，见怔忡惊悸、失眠盗汗等症，宜养心安神，取神堂、阴郄等穴，针。③肝肾阴虚，见头昏耳鸣、咽干、齿浮、腰酸遗精、小便短数等症，宜补肾养阴，取志室、关元等穴，针。

（2）阳虚：①脾虚湿阻，见食少乏味、食后饱胀、胸腹胀满、便溏、少气肢软等症，宜健脾化湿，取中脘、意舍等，灸加针。②脾肾阳虚，上述症状兼见耳鸣头晕、重听、恶寒乏力、腰酸阳痿等症，宜温补肾阳，取关元、肾俞酌加上穴，灸加针。

3.古法选介 胁痛取悬钟、外关、支沟、章门、中封、阳陵泉、丘墟、胆俞、公孙、足三里，或用大敦、行间、窍阴，至于痞块可灸痞根穴。

4.当代治验

（1）穴位药物注射：普鲁卡因、生理盐水、维生素 B_{12} 三种（药用量均为每次 $1 \sim 2mL$ ），初步证明以维生素 B_{12} 疗效较好，疗程 60 次。

（2）单针刺：①选穴：肝俞、脾俞、魂门、中脘、梁门、章门、阳陵泉、足三里、三阴交。②疗效：据报道，治愈率在 30% 以上。

附：胁痛治法

（1）深刺阳陵泉透阴陵泉（不穿透）治肝脾肿而胁痛者，云甚验。

（2）针丘墟透照海法，缪刺 2 寸许，使反应达胸胁则效佳。

（二）黄疸型传染性肝炎

1.概述 在黄疸前期，以消化不良症状最为多见，逐渐出现尿色加深，皮肤、巩膜黄色，皮肤瘙痒，肝肿大有压痛，粪灰白。黄疸于 $2 \sim 3$ 周渐退，退后诸症可渐愈，但亦可恶化。

2.中医认识 本病属于中医学"黄疸"范畴。黄疸，《黄帝内经》早已指出有身黄、目黄、溺黄——"三黄"这个特征。仲景《伤寒杂病论》亦有黄疸记载。关于发病机制，《伤寒六书·发黄》："湿热相交，民多病瘅者。"《症因脉治》更详细地指出其发病机制："脏腑积热，并于脾胃之间，外因风湿相搏，闭郁腠理，湿热熏蒸，盦而成黄，则诸黄疸之症乃作。"本病与脏腑功能的关系，《黄帝内经》谓之肝热，叶天士则认为"阴黄治在脾，阳黄治在胃"，可见与肝、脾、胃关系密切。

3.辨证论治

（1）阳黄：身黄如橘子色，口干身重乏力，便秘或溏，苔黄腻，脉弦数。辨证上应注意湿与热的偏重，如热偏重又要分肝胆郁热与阳明有热之别，湿偏重则健脾利湿之方可用。

（2）阴黄：身黄而晦暗，神倦乏力，食少便溏，脘痞，苔腻，脉沉迟等，当健脾利湿。

4.古法选介 取穴以脾俞、肝俞、至阳、腕骨等较多。《千金翼方》用寅门（《普济方》作黄门，"寅"当为"黄"字之误），即以从鼻头至鬓际长度分二等份，取其一等份从鬓际上量其尽处是穴。又取耳门孔上横梁，即耳中穴（耳轮脚中点）。又取上龈里穴，与水沟内外相对处针之。又取门齿缝里侧上缘针，又取唇里穴，与承浆内外相对处针。颊里穴在口角入颊里1寸，针之。又取脚后跟穴，在足后跟正中线直下靠近地面处。又灸阴缝穴，在阴茎下横纹正中。又取热府穴，在第2椎下旁开寸半。（以上孔穴据云均治马黄疸，本病乃由马传染而来，极大的可能是属于西医学的钩端螺旋体病。）又鼻交，鼻之交頞处针。又舌下穴，侠舌两边针。又手心穴灸7壮；又小指尖灸；又取从乳至脐划直线，肋下缘名钱孔，灸百壮。《外台秘要》灸脐上下左右各寸半百壮。《针灸集成》灸百劳三七壮，足三里、中脘均针。

5. 当代治验 第一法：辨证取穴，有脾俞、肝俞、足三里、天枢、气海、关元、中脘、下脘、大肠俞、小肠俞等，每日针1次，留针1小时，疗程7～10天，有人报道治20例均愈。

第二法：取中封、涌泉、至阳为主进行治疗，均用针刺，疗程1周左右，每日1次，有人报道治疗191例均痊愈。

第三法：大蒜液穴位注射，根据辨证取穴，每日用4～8穴，每穴注大蒜液1～1.5mL，每天总量5～10mL。（大蒜液提取法：将大蒜捣细加蒸馏水低压蒸馏，用此溜出液，再以蒸馏水稀释，100g大蒜稀释至100mL大蒜液。）有人治疗50例，分别在2～14天治愈。在诊断方面，有人按阳枢穴（T_5尖上），在300例中，此穴阳性者80%。

七、腹痛

（一）概述

腹痛乃指胃脘以下，耻骨以上发生疼痛而言，而单纯的上腹痛则称胃脘痛。腹部的脏腑：肝、胆、脾、胃、大小肠、肾、胞宫、膀胱等。腹部经脉：足三阴、足阳明、足少阳、任脉、带脉、冲脉等。大腹痛多属脾、胃、大小肠；小腹痛多属肝经。

（二）中医认识

腹痛起病急暴，痛在大腹，少腹亦拘急，尿清便溏，苔白，脉沉紧。起病急暴多为外感，痛在大腹则病在脾、肠，少腹拘急为寒滞肝脉，尿清便溏、苔白均为寒象，脉沉在里，紧主痛。病为寒邪侵于脾、肠、肝脉，宜以治寒积法加灸期门、中极（肝经与任脉之会穴）。

（三）辨证论治

寒邪内积、虚寒腹痛均有苔白、恶冷、便溏等。腹痛积聚，无虚象（实）多由外寒引起。腹痛绵绵，有神疲气短等（虚）多由素体阳虚引起。胀痛，痛处不定多为气滞。腹部刺痛，固定不移多为血瘀。腹部胀痛，嗳腐吞酸多为食积。

1. 寒邪内积证 取中脘（腑会、胃之募穴）、神阙（灸之可温通胃肠之气）、关元（小肠之募穴，灸之可温阳逐寒）、足三里（胃之合穴，合治内腑，灸之可去胃之寒邪）、公孙（脾之络穴，灸之可和中消积）。本方从部位看，上腹、中腹、下腹穴均用到，局部与远隔配合，远隔选脾胃经穴。

2. 虚寒证 用俞募配穴法，配气海、中脘、足三里以补中气。寒邪内积未取背俞而以任脉为主，乃从阴引阳之法，以寒积主要责之于胃也。虚寒腹痛取背俞者，乃从阳引阴之法，以虚寒主要责之于脾也。寒邪内积远取穴较虚寒腹痛为多者，以虚寒患者经气不足也。

3. 气滞血瘀证 取穴同上，可稍加理气活血穴。

4. 饮食停滞证 与寒邪内积治法同，但可加天枢者以其泄泻也，天枢为大肠募穴；里内庭，为治食积经验穴，亦以其能调胃运脾也。在针灸治疗腹痛选穴时，还应特别注意其痛的部位，如少腹痛取肝经穴，脐周围痛以脾、胃、大肠经穴为主，总之痛在何经则穴取何经。

八、胃及十二指肠溃疡

（一）概述

本病的发生，高级神经系统起主导作用，由于紧张、焦虑、恐惧等强烈感情与不良情绪使大脑皮层兴奋过度，进一步使皮层下中枢功能紊乱，引起一系列病理现象，包括胃肠平滑肌与血管痉挛、细胞组织营养障碍、胃肠黏膜抵抗力减弱、胃肠道分泌与运动功能紊乱，由功能失调进而发展到组织损伤——溃疡。病灶向大脑皮层发出不良刺激，大脑皮层功能失常又可使病变恶化，这就形成了恶性循环。

（二）临床表现

1. 主要表现 上腹疼痛是主症（因病变区肌张力改变，局部痉挛或蠕动加强引起，盐酸刺激是间接因素），其痛有如下特征：①屡愈屡发。②秋季与次年早春是其发作季节。③痛有压迫膨胀、钝痛、灼痛等，或有饥饿感，痛时摄食、呕吐、休息、服抗酸剂能缓解。④痛处多在剑突与脐之间，有明确的区域。⑤其痛常在餐后半小时至1个半小时，持续1～2小时。如病变在幽门部，则发于餐后3～4小时，直至第2次进餐时消失。

此外，还有恶心呕吐、嗳气反酸、便秘，上腹及T_{10}～T_{12}旁有压痛（胃溃疡常在左上腹有压痛，十二指肠溃疡常于右上腹有压痛）。

2. 并发症　有大量出血（黑粪、吐血），幽门梗阻（腹胀、嗳气、反酸，痛无节律等），急性穿孔（发病时症状反见缓解）等。

（三）中医认识

胃及十二指肠溃疡当属于中医学心痛、胃脘痛、肝心痛等范畴，其常见致病因素如下：

1. 精神因素　由于思虑伤心脾、郁怒伤肝气，致脾胃功能失常而发病。

2. 饮食因素　《医学正传》："纵恣口腹，喜好辛酸，恣饮热酒煎爆，复餐寒凉生冷，朝伤暮损，日积月深，自郁成积，自积成痰，痰火煎熬，血亦妄行，痰血相杂，妨碍升降，故胃脘疼痛，吞酸嗳气，嘈杂恶心。"说明饮食不定时不定量、醇膏过度能诱发本病。

3. 外感因素　《素问·举痛论》："寒气客于肠胃，厥逆上出，故痛而呕也。"朱丹溪云："湿热在胃口上，饮食入胃，被湿热郁遏，其食不得传化，故作酸也。"

以上中医因素与西医学的病因学内容有相似之处。

（四）辨证论治

中医对本病的辨证分型，各地文献报道不一，有以病因分型者，有以八纲分型者，有以脏腑分型者，根据针灸学的临床特点，特采用脏腑分型法：

1. 肝胃不和型　多因情志失调，致肝气郁结，木旺乘土。主症有脘痛较剧牵引两胁，嗳气呃逆，泛恶吞酸，腹胀，苔薄白，脉弦或正常，治宜柔肝和胃、利气止痛，针中都、阳陵泉、足三里、梁丘等穴或加灸。

夹热者，则胃脘剧痛如灼，进食反甚，喜冷食，口苦咽干，便秘尿黄，苔干黄，舌质红，脉弦数，宜疏肝柔肝清热，取行间、内庭、三阴交等穴针刺。

夹瘀者，痛处固定，剧如刀割，肢冷，额汗，痛连腰背，黑粪，舌边瘀斑或青紫，脉弦涩等，治宜活血祛瘀，取足三里、梁丘、肝俞、胃俞、膈俞等穴针，中脘灸。

2. 脾胃虚寒型 是本病的多见型，病程一般较长，主症有脘痛绵绵，喜按、喜热，饥时易发，口泛清水，面色㿠白，肢冷体倦，大便溏，遇冷易发，舌苔白，舌质淡，脉濡软或沉细，治宜温补中焦，灸中脘、脾俞、胃俞、公孙、足三里等穴。

夹饮者（多属幽门梗阻），除上述症外，还有呕吐（朝食暮吐）胸痞，食少纳呆，脘部有辘辘水声，苔白腻或厚腻，脉濡软或弦滑，治宜温中化饮，在原方加灸丰隆、水分。

（五）古法选介

胃痛，《黄帝明堂经》取鱼际;《备急千金要方》取太渊;《针灸集成》取尺泽，又用口吻长度三指厚，一角置脐，下二角是穴，灸二七壮;《类经图翼》云用中泉灸。

（六）当代治验

1. 毫针配灸 按一般辨证论治取穴，有人报道治疗 24 例，痊愈 9 例，显效 8 例，有效 6 例，无效 1 例，治 50 次左右。又有人治疗 5 例，痊愈 3 例，显效 2 例，治疗 20 余次。亦有单纯针刺者，治疗 12 例，痊愈 7 例，有效 4 例，仅施术 7 次。

2. 奇穴治疗 上海静安医院在 $T_6 \sim T_{12}$ 找到压痛点为"静穴"，在髂前髂后上棘与后上棘之间，髂骨上缘下 3 ～ 4cm 处找到压痛为"安穴"，刺此 2 穴治疗 26 例，显效 7 例，有效 18 例，无效 1 例，疗程 20 次左右。

3. 穴位注射 江西某医院按静安穴注 0.05% 硫酸阿托品，每穴注 0.2mL，每日 1 次，经数次治疗，症状很快消失。

此外，有人发现本病于合谷有压痛（据日本水户忠夫法），阳性率 77.5%。

附：近代报道治脘痛法

（1）用中枢穴，针 2 ～ 5 分，并向上下左右捻转提插，留针 30 分钟，云甚效。

（2）取膈俞，向至阳方向或斜向稍下方针刺，留针 5 ～ 10 分钟，加拔罐，再刺其他穴。

（3）指压灵台、至阳，压至痛止为止，有人报道治疗 245 例，有 239 例分别在 40 秒至 2 分钟内止痛。

（4）纵位对称止痛，治胸腹痛于痛点同高的背俞穴指压治疗。

九、尿潴留

（一）概述

尿液留滞于膀胱称为尿潴留。其本质上为极度的排尿困难，西医学认为发生原因与机制有以下两类：

1. 阻塞性

（1）膀胱颈结石、异物，或为子宫肿瘤、子宫后倾所压迫。

（2）尿道结石、异物、血肿、炎症、闭锁、狭窄及前列腺肿大等阻塞。

2. 非阻塞性

（1）神经症，如在公共场所排尿困难，可能为大脑皮层功能失常。

（2）反射性痉挛性者，如会阴部、直肠、骨盆内急性炎症、创伤手术或剧痛使尿道括约肌痉挛。

（3）膀胱弛缓，如老年患者。

（4）神经系统疾病，如脊髓病变，紊乱了正常的排尿机制（尿道括约肌不可抑制性痉挛，逼尿肌张力消失或弛缓，神经传导中断）。

中医学认为癃闭的原因主要有五：一为三焦功能失常；二为膀胱湿热，阻滞气机；三为肾气不足，膀胱水蓄；四为外伤使膀胱气机受损；五为阻塞，如积血阻于水道等。总之，其病在三焦、膀胱、肾、脾诸经。

（二）针灸治疗

1. 疗效和疗程　针刺对非阻塞性（动力反射性）的患者，如乙脑、产后、手术后、精神因素等疗效较好，治愈率可达90%，部分能立即排尿，多数于针后30～40分钟排尿，如针刺1～2小时后仍不排尿者可再针；对于脑血管疾患、脊髓炎、脊髓骨折等引起的尿潴留，同时病程又长者，疗效较差；对于尿道闭锁等可能无效。

2. 疗法　曲骨为任脉穴，功同中极。中极为任脉穴，为膀胱募穴。关元为任脉穴，可大补肾气。三阴交、阴陵泉为脾经穴，用于脾经湿热，移注膀胱。次髎为膀胱经穴。此外，命门、膀胱俞、气海等均可酌情选用。

3. 作用　针刺本症可使膀胱逼尿肌收缩有力，排尿辅助肌（如腹肌）瘫痪恢复，缓解膀胱内括约肌及尿道外括约肌痉挛，恢复中枢神经排尿反射。

十、急性阑尾炎

（一）概述

本病是最常见的急性腹部外科疾患，其发病机制是一个复杂的过程，在这个过程中，神经反射、管腔梗阻、细菌感染都有可能存在而且是互相影响的。神经反射性肌肉血管痉挛可造成管腔梗阻和血液循环障碍，有利于细菌侵入，感染所致的浸润、水肿、充血等炎性反应又可加重管腔梗阻和动、静脉血栓形成；管腔梗阻和局部感染也可刺激阑尾感受器引起神经反射性痉挛。但三者以神经因素占主要地位。

主症：腹痛常从腹中线（上腹、脐周围）等处移至右下腹部，有压痛、恶心呕吐、食纳不佳或便秘腹泻。发热常见于化脓穿孔时。

（二）中医认识

本病当属于中医学"肠痈"（或称缩脚肠痈）范畴，其病因病机如下：

1. 饮食不节，运化失职 食滞中阻，气血壅滞，湿郁化热，腐蒸气血导致肠痈。

2. 劳伤过度 食后奔走、跌仆损伤使肠络受伤，瘀血壅阻导致肠痈。病位主要在阳明。

一般辨证论治分三期：

1. 脓未成期 病起不久，可见轻度发热等症，宜泻热祛瘀（大黄牡丹汤），针上巨虚、血海、三阴交、合谷等穴。

2. 脓已成期 病起1～2个月以上，有高热或寒战、腹壁强直、屈右下肢触下腹可有肿块等症，宜活血散瘀、排脓消肿，取穴同上，加针大椎、内庭等穴（薏苡附子败酱散）。

3. 痈脓已溃 可见腹痛剧烈、部位扩散、时下脓血等症，宜托里排脓（牡丹皮散），治法同上。

运用针灸治疗，对化脓已否无明显的选择性，取穴原则以阳明经穴为主，以远隔部位取穴为主，常用的有足三里、上巨虚、曲池等，初期腹痛甚剧者可考虑用天枢配合。

（三）古法选介

《普济方》治肠痈取太白、陷谷、商丘、建里、大肠俞或屈肘肘头锐骨，各灸百壮；治小腹痛取复溜、中封、承筋、承山、大敦、阴谷、太溪、委中、照海、下廉、丘墟、中都。

（四）当代治验

运用针灸治疗阑尾炎，在 1949 年后获得了重大的成就，积累了大量的临床资料，证明在早期尚无并发症时疗效可高达 90% 以上，而且仅需住院 4 ～ 5 日，病轻者可在门诊治疗观察。治疗方法如下：

1. 毫针刺 取阑尾、上巨虚（或压痛点）、足三里、曲池等穴，并按是否有高热、剧痛等取天枢、合谷、内庭等穴，一般每日针 2 次，每次留针 1 ～ 2 小时。

2. 穴位注射 有人用蒸馏水 2 ～ 4mL，注入阑尾、足三里穴（反应放射至足背），每日 1 ～ 2 次，治疗 42 例，痊愈 40 例，住院 2 ～ 8 日。亦有人用青霉素（1 ～ 4）万单位，链霉素 0.1g，0.25% 普鲁卡因 1mL，注阑尾、足三里、天枢、三阴交等穴，治疗 17 例，痊愈 10 例，有效 5 例，无效 2 例。

3. 电针治疗 西安针灸研究所取穴以神经分布为依据，刺腓胫神经等处，通电 30 ～ 60 分钟，每日 1 次，治疗 30 例，全部痊愈，疗程一般 1 ～ 4 次，最多 12 次。

关于针灸对急性阑尾炎的适应证与禁忌证问题，多地做了许多观察，认为：①适应证：急性阑尾炎发病在 24 小时内者（小儿、老人 12 小时内）。②禁忌证：蜂窝织炎型，坏疽型，穿孔型，白细胞高达（12 ～ 15）×10^9/L 者，慢性病体征不典型者，阑尾结核，寄生虫，宫外孕，各种穿孔，孕妇。粪石阻塞、脓肿形成扭曲、阑尾特长、慢性阑尾炎急性发作、得气不佳等，最好手术治疗。

十一、阿米巴痢疾

（一）概述

本病是由溶组织内阿米巴侵及肠道而发生的疾病，病原体借被污染的食物、水等经口感染而得病。病变主要表现在结肠。本病潜伏期数天或数月、数年不等，临床表现分急性与慢性两种：

1. 急性 全身症状轻，腹泻亦轻，腹部压痛以右下腹为多，起病较缓，大便次数较少，每日 3 ～ 15 次，里急后重较轻，粪内含血，呈暗红色果酱样大便，大便夹有黏液及肠壁黏膜腐烂物，肠壁内呈烧瓶样溃疡，以上各点均可与急性细菌性痢疾（简称"菌痢"）相鉴别（主要还是依赖实验室诊断及乙状结肠镜检查）。

2. 慢性 通常为急性发作之延续，常呈反复发作，间歇期患者外观健康如常，或仅有便秘、腹胀等症，久病可致贫血、头痛、倦乏、消瘦等。

（二）中医认识

中医学对本病急性者除了按菌痢分型论治外，慢性者当属"休息痢"范畴。其反复发作，缠绵难愈，乃正虚邪恋之故。从其他见症来看，其主要是脾虚之象，在治法上应以温脾益气，佐以化滞为法，针加灸脾俞、中脘、大巨、三阴交等穴。

本病在 1949 年后针灸报道较少。赣州市立医院曾治疗 10 余例，疗效甚佳，乃为单纯针灸治疗。此外，浙江医科大学附属第一医院曾做穴位注射治疗 8 例，均愈。其法：每穴以盐酸吐根素 1mg 注于双侧天枢、足三里，每日 1 ～ 2 次，每人总量 4 ～ 8mg，症状消失后继服碘制剂，疗程 1 ～ 7 日。对照表明：此法可节省用药 50%，而且疗程短，疗效亦高。

十二、丝虫病

（一）概述

丝虫病乃丝虫寄生于人体淋巴系统所致的疾病，以蚊虫为传播媒介（蚊子吸入血内微丝蚴，叮人时蚊体内微丝蚴又进入人体淋巴管而致病）。

临床表现：经过 3 ～ 12 个月的潜伏期，可出现下列症状：淋巴管与淋巴结炎，以下肢为多，发作时表皮出现红线条，或表皮红肿痛，阴囊、腹股沟亦可能红肿疼痛，甚或全身恶寒高热，持续 3 ～ 5 日，急性症状可渐退，但又会反复发作。部分患者有乳糜尿。其次象皮腿（冬瓜腿）乃为最显著症状。

本病死亡率低，对患者寿命无显著影响。

（二）中医认识

中医学对本病的认识：根据症状不同，其属于脚气（湿）、癞疝、流火范畴。清代赵学敏云："水肿脚气一症，即俗所称大脚风沙木骽是也，水乡农人多患之。一肿不消……病初起，必胯间结核而痛，憎寒壮热，渐而下行，至足即肿胀木硬，终身不便。"

病因：为风毒水湿之气侵入人体而起（《备急千金要方》）。外邪侵入人体，使经络气血阻滞，导致四肢肿胀痛作。

（三）辨证论治

其治证主要分为如下三型：

1. 湿肿型 流火史较短，发肿不甚，皮肤有光，按之较软而有凹。治宜调和营卫，兼祛风湿（蠲痹汤等），可灸风市、阴陵泉、足三里、绝骨等穴，加针。

2. 血痹型 流火史较长，患部肿大明显，皮厚较硬，色紫褐，发胀麻木。治宜以疏通经络为主（小活络丸等），针灸取穴同上，加刺委中放血，又刺血海。

3. 注疮型 患部肿甚大，组织坚硬，皮厚如革，甚或下肢溃疡。治宜祛风湿通经络（疏风活血汤等），针灸取穴同第一型，硬结甚处可行火针或化脓灸。

（四）古法选介

《普济方》治流火方，可灸内踝直下赤白肉际3壮，或灸绝骨21壮。至于对脚气的治疗，《备急千金要方》云宜针不宜灸；《太平圣惠方》则云宜灸不宜针，但认为宜配合药物；《针灸资生经》云宜灸足三里、阳跷（申脉）、绝骨、风市等穴。对症治法，《医学纲目》方取大敦、行间、太冲、中封、蠡沟等穴，《世医得效方》方灸关元3～7壮。

（五）当代治验

据各地治疗象皮腿报道1000余例，如邱震报道治疗112例，有88例肿消、组织回软，23例见效，1年后追访，有45例未复发，其治疗方法有以下几种：

第一，瘢痕灸法，取患肢穴为主，每次选2～4穴，施灸使起疱化脓，每人治5～6次。

第二，取阴廉、五里，用针灸，可以抑制流火的发作。

第三，患部硬结先用粗针刺，后改用细针。

第四，火针，在硬结最甚处用火针刺入。

十三、阳痿

（一）概述

阳痿是指男子性功能障碍的一种表现症状，西医学认为这个名词有两种含义：①包括性欲低下、阴茎勃起不满意、射精快等现象。②专指阴茎不能勃起或勃起不坚。

本病的病因主要分为两类：

1. 功能紊乱　包括大脑皮质功能紊乱（抑制作用增强，由于精神紧张等引起）、脊髓中枢功能紊乱（特别是勃起中枢的兴奋性减弱，因性交频繁、延长、中断、手淫等引起），故又称本病为性神经衰弱。

2. 器质性病变　如阴茎海绵体硬结、前列腺炎、中枢神经肿瘤、损伤、睾丸发育不全、睾丸炎以及其他许多器质病变能引起大脑皮质功能紊乱者。

以上两种因素，以第一种最为多见。

（二）中医认识

中医学所称之阳痿，《黄帝内经》称之为阴萎，乃指阴物不举或举而不坚而言。发生原因：①由纵欲、手淫等而致命门火衰。②由思虑忧郁伤心脾或恐伤肾而致。在病机方面，其除与肾、心、脾有关外，还与肝、胃诸经有密切关系，因肝经循阴器而阳明主运宗筋故也。故本病治疗取穴应根据上述各经考虑使用。

（三）辨证论治

1. 命门火衰者　多见面色苍白、头晕目眩、精神萎靡、腰膝酸软、脉沉细等。治宜温补下元，取肾俞、关元、命门针加灸，三阴交针。

2. 思虑伤心脾或恐伤肾者　多见精神不振，胆怯多疑、寐不安宁等。治宜补心肾，取神门、内关、关元、肾俞等针或加灸。

此外，可考虑用足三里、中封、太冲等胃、肝经穴配合。

由于本症"火衰者十之八九，火盛者仅有之耳"（景岳语），故灸法应重视。

（四）古法选介

《针灸资生经》灸中封，《普济方》取阴谷、曲泉，《类经图翼》取然谷。

（五）当代治验

1. 毫针　取关元、中极、三阴交、曲骨、大赫、膈俞、命门（认为曲骨疗效好），治6～24次不等，有人报道治疗9例，痊愈6例，3例无效。

2. 耳针　取耳郭内分泌区、睾丸区找痛点后行针刺，每日1次，每次留针20～30分钟，治疗3～16次，有人报道治疗11例，10例痊愈。

3. 穴位注射　取命门、关元、中极、三阴交，每穴注0.25%普鲁卡因10mL，有人报道治疗6例，4例注射后能性交（此4例曾服西药无效），每周治疗1次，第 2 次即效。

4. 灸配药治 灸百会、膈俞、胃俞、命门、阳关、关元、肾俞、中极等穴，睡前灸 15～30 分钟。内服：鹿衔草 3 两，海龙 1 支，阳起石、淫羊藿、巴戟天、枸杞子、补骨脂、菟丝子、肉苁蓉、肉桂各 1 两，炒附片、韭子各 2 两，当归、熟地黄各 8 钱，炮姜 6 钱，共研末，每日 3 次，每次 2 钱，温开水送（以上剂量能服 3 周），有人报道治疗 23 例，12 痊愈，10 例有效，1 例无效。

十四、流行性脑脊髓膜炎与流行性乙型脑炎

（一）鉴别诊断

由于此两种病变颇相类似，且均属温病范畴，故合并讨论，其主要区别见表 3-2。

表 3-2 流行性脑脊髓膜炎与流行性乙型脑炎的区别

病名	流行性脑脊髓膜炎	流行性乙型脑炎
病因	脑膜炎双球菌	乙型脑炎病毒
流行	冬春季较多	夏秋（冬季称甲型）
传染	人是传染源，飞沫传播	蚊子是媒介
病灶	脑部有脓性渗出液	神经细胞变性坏死
潜伏期	4～5 天	7～14 天
症状	初起可有寒战，发后唇部有疱疹、皮肤瘀点，多有烦躁	略有恶心，无疹点，多嗜睡
脑脊髓液	浑浊	多清晰

二病在发作时症状颇相类似，如前驱期均可有咳嗽、头痛、疲倦，发作时均可有高热、恶心呕吐、昏迷、抽搐、颈项强直、角弓反张等。二病均多发于 10 岁以下小儿，病原体均是首先侵入循环系统而及于神经系统。

（二）中医认识

脑脊髓膜炎当属冬温、春温等，乙型脑炎当属暑温、暑风等病。二病亦可按"急惊风"论治。

（三）辨证论治

针灸治疗本病，当以三焦辨证为主，结合卫气营血辨证。

1. 初起病多在卫分 即手太阴肺，可用列缺、太渊、大椎、风府等穴。

2. 当邪传心包出现神昏谵语时 可用大陵、劳宫、神门、内关、神道等穴。

3. 病在中焦 宜用足三里、内关、曲泽、内庭，热偏盛者加大椎、合谷，湿偏盛者加阴陵泉、脾俞，可考虑加灸。

4. 病入下焦肝肾 法当平肝息风、滋肾救液，取风池、筋缩、太冲、太溪、外关、阳陵泉等穴，均针。

（四）古法选介

1.《世医得效方》灸乳中 3 壮，印堂、囟会 3 壮，鬼哭 3 壮。

2.《卫生宝鉴》灸百会 2 ～ 7 壮，水沟 3 壮，囟周围各 3 壮，尺泽 1 壮。

3.《普济方》灸前顶、水沟、两眉头等处各 3 壮，又解溪、阳溪、天井灸。

4.《全婴方论》灸百会、神庭、间使治角弓反张。

（五）当代治验

1. 流行性脑脊髓膜炎 有人报道治疗 17 例，沈阳某传染病院报道治疗 25 例，其治愈率均为 100%，平均治疗 1 周左右。其法：①取百会、风府、风池、天柱、大椎、至阳、命门、中脘、窍阴、曲池等穴为主针刺。②取脑静穴：内眦上 2 ～ 3 分，眼眶边缘，与攒竹、睛明成三角形，针寸许。配印堂、太阳、大椎、天柱、素髎、合谷、百会等点刺出血。

2. 流行性乙型脑炎 陕西省针灸研究所报道治疗 36 例，痊愈 29 例，死亡 7 例，针后体温大多于 3 日内降至正常，针 10 ～ 15 分钟头痛消失。疗程 6 ～ 8 次。疗法是用电针，取穴主要是头部，其次是上下肢等处，每次通电 30 ～ 60 分钟，每日 1 次。

十五、神经衰弱

（一）概述

神经衰弱是神经症中最常见的一种病，起病常由于体力和精神的过度损耗而使高级神经活动兴奋与抑制的过程反常。临床表现：头部沉重，疲乏，健忘，注意力不集中，失眠，烦躁，易怒，焦虑不安，心悸，气喘，食欲不振，性功能减退等。

（二）中医认识

中医学文献中有许多类似本病证的记述，大多病属于"虚劳"范畴。

（三）辨证论治

按中医学辨证，基本上可以把神经衰弱分为以下四个证型：

1. 阴虚阳亢证 有头胀头晕，目花耳鸣，健忘，注意力不集中，心悸不安，烦躁易怒，失眠，或梦遗滑精，腰疲肢倦，气短，咽干，口燥，小便黄赤，舌质红，脉弦数或细数等。治宜滋肾平肝，取太溪、肾俞、太冲、内关、神门等针。

2. 心血不足证 有头昏眩晕，耳鸣目花，倦怠嗜卧，经常胆怯心慌，易惊，面白，少气，唇口无华，目干，失眠，多梦，健忘，形瘦，肌肤干黄，四肢不温，经事不调，舌质淡红，脉细弱等。治宜补心脾、安神志，取脾俞、伏兔、神门、大陵、中脘，针或加灸。

3. 脾阳久虚证 有头痛头晕，目眩耳鸣，心悸怔忡，饮食无味，精神恍惚，健忘，烦闷恶心，思寐，寐则梦多，面色萎黄，自汗恶寒，腰酸肢冷，体倦神疲，带下绵绵，苔白，脉细或涩等。治宜调补脾胃、升阳益气，取中脘、章门、食窦、太溪、神门、百会，针或加灸。

4. 肾阳不足证 可见面色㿠白，精神萎靡，腰痛悠悠，休息则减，稍劳则甚，腿足痿软，不耐远行久立，食减，尿清，夜间多尿，身寒肢冷，心摇身漾，少寐易醒，阳痿早泄，遗精滑精，舌苔淡白，脉沉弱或虚软无力等。治宜温补命火，取关元、肾俞、命门针加灸，神门、三阴交针。

（四）古法选介

《普济方》：健侧取神道、幽门，惊悸取神门、蠡沟、巨阙、阴郄、间使、曲泽等，心烦取玉堂、百会、内关、通里、心俞等，不卧取神庭、气冲、章门、隐白、天府、阴陵泉、太渊、条口、公孙、攒竹、大椎等。

（五）当代治验

1. 毫针法 按一般辨证施治，有人治疗 340 例，痊愈 51 例，显效 49 例，有效 153 例，无效（不明）87 例。

2. 电梅花针法 即用梅花针通电叩击，每日 1 次，20 次为一疗程。有人治疗 43 例，痊愈 7%，显效 16%。

3. 奇穴治疗 取外踝至足底（直下）连接中点，刺入 1～2 分，稍留即出针。有人治疗 77 例，显效 60 例，疗程 1 周左右。

4. 穴位注射疗法 西安、哈尔滨、上海等地用不同的药物注射治疗 2298 例，痊愈 741 例，显效 955 例，有效 533 例，有效率在 45% ～ 90%。疗程一般是 1 个月以内。主要取穴为上星、百会、头维、足三里、神门、内关、行间、肾俞、心俞、胃俞、脾俞、肝俞、胆俞、大杼、合谷、三阴交等。药物以用 0.25% ～ 2% 普鲁卡因为最多（每穴 0.5 ～ 4mL），其他有生理盐水、维生素 B_1、维生素 B_{12} 等。此外，对神经衰弱有人用无水乙醇 100mL（或加 2% 普鲁卡因 6 ～ 12mL），每穴注射 0.3 ～ 0.5mL，证明比单刺针疗效好（但注射反应较大）。

5. 针对失眠的治疗

（1）指针：申脉、照海，指按前后移动 30 ～ 120 次，公孙、内关亦如之，治 20 次左右。

（2）按上睛明：取睛明与攒竹之间按摩 30 分钟，再按摩攒竹、鱼腰、丝竹空、太阳、阳白共 10 分钟，可立即催眠。

（3）耳针：取耳郭皮质下区痛点于睡前针留 20 ～ 30 分钟，即效。或以指点此处按 10 分钟亦效。

（4）穴位注射：用 1% 的普鲁卡因、生理盐水 10 ～ 20mL，每穴（三阴交、行间、合谷、内庭等）注 1.5 ～ 2.0mL，治 5 次左右即效。

（5）针足底穴：取两踝直下足底下面刺入 2 分，不留针，甚效。

（6）敷贴：取自然铜为豆大，用胶布贴于肾俞、肝俞、安眠穴（在翳风、风池之间），用力按之使酸困后置 3 ～ 5 日取下。

（7）毫针刺：取神门、足三里、太渊、三阴交，治疗 1 ～ 20 次，42 例中近愈 32 例。

十六、精神病

（一）精神分裂症

1. 概述　精神病是指一切精神失常的病变，这里所谈的是其中最常见的精神分裂症。本病多发于青壮年，多由中枢调节功能障碍，发生代谢紊乱，临床表现主要特征是情感、思维与行为的不协调，生活脱离现实及逐渐发展的倾向。发病初起对周围环境缺乏兴趣，对亲友疏远，冷淡，孤僻，常独自沉思遐想，使人激动的事却无动于衷，平淡无奇的小事反而引起强烈的反应，忽喜忽悲，妄想，怀疑妄言，妄动等。临床分为如下四型：

（1）单纯型：以冷漠、孤僻、懒散为特点。

（2）青春型：以痴愚、幼稚、离奇为特点。

（3）紧张型：以僵卧不语与兴奋激动交替发作为特点。

（4）妄想型：以妄想、幻觉、多疑为特点。

2. 中医认识　精神分裂症，当属于中医学"癫、狂"病范畴。关于癫与狂，《难经》记载"重阴者癫"，"重阳者狂"，王太仆云"多喜为癫，多怒为狂"。癫，沉默痴呆，语无伦次，静而多喜。狂，喧扰不宁，躁狂打骂，动而多怒。

本病原因，《证治要诀》"癫狂由七情所郁"。癫病多由忧郁多虑，损心脾，气滞津聚，结而成痰，痰蒙心神而致；狂病多由郁怒化火，肝胆气逆，木火乘胃，津液被熬，痰火结聚，上扰心窍而发。《临证指南医案》"狂由大惊大怒，病在肝、胆、胃经，三阳并而上升，故火炽则痰涌，心窍为之闭塞。癫由积忧积郁，病在心、脾、胞络，三阴蔽而不宣，故气郁则痰迷，神志为之混淆"，说明痰气、痰火扰于心神是本病的主要病机。

3. 辨证论治

（1）癫证

①痰气郁结：抑郁，淡漠，独语，妄言，时怒时喜，饮食少思，舌苔薄腻，脉弦细或滑。治宜疏肝健脾开窍，针行间、丰隆、鸠尾等。

②心脾两虚：恍惚，魂梦颠倒，心悸易惊，多悲泣，体困食少，舌淡，脉细。治宜养心补脾，取内关、脾俞、神门，均针或加灸。

（2）狂证

①痰火上扰：性急，失眠，多怒，面红目赤，狂乱打骂，舌红苔黄，脉弦滑数。治宜健脾镇心，取太冲、神道、劳宫等穴，重刺久留。

②火盛伤阴：狂病日久，狂躁渐减，形瘦面红，舌红，脉细数。治宜养心安神，取神门、内关、太溪等针。

4. 古法选介

（1）十三鬼穴：水沟（鬼宫）、少商（鬼信）、隐白（鬼垒）、大陵（鬼心）、申脉（鬼路）、风府（鬼枕）、颊车（鬼床）、承浆（鬼市）、劳宫（鬼窟）、上星（鬼堂）、会阴（鬼藏）、曲池（鬼腿）、海泉（鬼封），古代许多文献都涉及此方。《针灸大成》用此治愈1例。

（2）取悬命（在上唇里中央细线上）灸1壮或以钢刀断之。（《太平圣惠方》）。

（3）取肩胛冈下窝中央灸3壮。又灸外踝下缘，名巨阳穴（《备急千金要方》）。

（4）又取阳溪前下方5分处，名八会穴，灸随年壮（《备急千金要方》）。

（5）鬼哭，即秦承祖灸鬼穴法，两大指并缚，以艾置甲角灸3壮，神效。（《太平圣惠方》）有用此法加灸百会治愈医案，李士材亦有灸鬼哭医案，丹溪亦有验案。

（6）四神聪针 3 分（《东医宝鉴》）。

（7）刺足大趾爪甲下缘（《世医得效方》）。

5. 当代治验

（1）一般辨证论治：广州中医学院（现广州中医药大学，下同）治疗 203 例，基本痊愈 41 例，好转 116 例，无效 46 例。

（2）风岩穴治疗：由原山东济南第二医院创用，穴在耳垂与哑门水平线中微向前 5 分，胸锁乳突肌停止部后缘。针入寸半至 2 寸半，勿超过 3 寸。治疗 20 例，痊愈 17 例。

（3）深刺（过梁针）奇穴法：为原河北精神病院创用，取以下奇穴：

1）狂证：①天灵：腋窝前缘直上 1 寸向内开 5 分，刺 5 ～ 6 寸。②腋灵：腋窝后缘直上 5 分肌腱下缘，刺 5 ～ 6 寸。③阴委一：腘窝后外侧上 1 寸，刺 6 ～ 8 寸。④阴委二：阴委一上 1 寸，刺 7 ～ 8 寸。⑤阴委三：阴委二上 1 寸，刺 7 ～ 8 寸。⑥四连：阴委三上 1 寸，刺 7 ～ 8 寸。⑦五灵：阴委三上 2 寸，刺 7 ～ 8 寸。⑧灵宝：阴委三上 3 寸，刺 7 ～ 8 寸。

2）癫证：①屈阳委：屈肘横纹端稍外方，刺 1 ～ 5 寸。②尺桡：尺桡骨间，腕肘连线中点，刺 1 ～ 3 寸。③中桡：尺桡下 2 寸，刺 1 ～ 3 寸。④寸桡：中桡下 2 寸，刺 1 ～ 3 寸。⑤脑根：即昆仑，刺 1 ～ 3 寸。⑥中平：胫腓骨间，膝下 5 寸，刺 1.5 ～ 6 寸。

施针是使患者进入休克前期（面白，全身无力等），起针后用吐泻剂内服。一般留针 3 ～ 5 分钟，疗程 10 次左右，30 例治愈率 56.6%。

（二）癔病

1. 概述　本病又名歇斯底里，以女性患者较多，多由剧烈的精神创伤或受凉诱发。

症状：在精神方面，常有阵发性昏厥，哭笑无常，乱喊乱骂，发作数分钟至数小时不等，易遗忘，可有睡行症，双重人格（对前所进行活动无所知）等；在躯体方面，有不能握笔书写，发作时抽搐，或舞蹈动作，不语（失音），失明，重听以及食欲异常，呕吐等。

2. 鉴别诊断　本病与癫痫的鉴别点如下：

癫痫：无发作诱因，常有胸气上升先兆，发作前尖叫，神浅昏迷，瞳孔放大，强直阵发性抽搐，发时跌伤咬舌，常大小便失禁，发作只数分钟。

癔病：常有情绪冲动诱因，以心跳加快、气塞等为先兆，发作时叫喊，无神浅昏迷，瞳孔正常，四肢挣扎乱动打人，咬手臂或物件，无大小便失禁，发作几十分钟至数小时。

3. 中医认识 本病当属中医学"脏躁"范畴。《金匮要略》"妇人脏躁，喜悲伤欲哭，象如神灵所作，数欠伸"，指出了患者与症状的特点。本病除上述症状外，尚有不眠或嗜卧、大便干燥、舌红脉细、神倦、心悸、易惊等症，乃因心营虚损，心火上灼肺金所致。因五志心主喜，肺主悲，五声心为笑，肺为哭，故笑哭失常；肾主水，心阴亏，心火上亢不能下交于肾，故数欠；其他许多见症，均属阴亏之象。故治疗上仲景以甘麦大枣汤为主。《素问·举痛论》云"悲则心系急"，甘草、大枣，甘能缓急，《灵枢·五味》云"心病者，宜食麦"，小麦乃谷之苦者，且"小麦养心气"，故药虽平淡却能丝丝入扣。针灸治疗本病，根据上述原则，亦应以养心为主，取神门、心俞、巨阙、太渊、太溪等穴，均针。

4. 古法选介 古代文献治疗本病多与癫狂诸症相混，故不参考癫狂治疗，另外亦有些验方：巨觉（肩胛骨上内角缘）灸随年壮，又灸手注（在大陵直上 6 寸）30 壮（均见《备急千金要方》）。

5. 当代治验

（1）取水沟、足三里、下关、颊车、地仓等穴针，有人报道治疗 30 例，痊愈 20 例，好转 5 例，无效 5 例，疗程为 3 次左右。

（2）单取双内关针刺，同时捻针 2 ～ 5 分钟，留针 30 分钟，有人报道治疗 100 例，痊愈者 96 例，好转、无效各 2 例，疗程多为 1 次，最多不过 10 次。

（3）有人报道治癔病性失音，取天突，少数配廉泉、颊车、风池，有胀感时结合鼓励患者跟医生发音，针前说明本疗法好以暗示。治疗 144 例，痊愈 111 例，好转 20 例。疗程：多数针 1 次，最多 3 次。

十七、癫痫

（一）概述

癫痫为一个综合症状。其特征为阵发性间歇性的神志昏迷、肌肉抽搐、感觉麻木等发作现象。

癫痫发作是各种神经细胞功能紊乱的结果。

本病按病因分为以下两种：

1. 原发性（特发性）癫痫 无明确原因，或与遗传有关，幼年时起。

2. 继发性（症状性）癫痫 由脑部疾病如脑炎、脑膜炎、脑梅毒、脑肿瘤、脑寄生虫、脑血管硬化、脑损伤和先天发育不全引起。

（二）临床表现

1. 大发作

（1）先兆：胃部不适、胸闷、晕眩等，约数秒至数分钟。

（2）发作：昏倒，或先有叫喊，四肢抽搐强直，面紫，目上视，口吐白沫，唇咬紧等，约 2～3 分钟。

（3）昏睡：痉挛停止后昏睡，约数分钟至 1 小时，醒后对发作无记忆。

2. 小发作　为短暂神志丧失，面色苍白，目上视，时间数秒至数分钟不等。

3. 精神运动性发作　以短暂精神失常为特征，如狂躁、幻觉、恐惧等。

4. 局限性癫痫　特点为局部肌肉抽搐。

5. 癫痫持续状态　大发作持续发生神昏。

（三）中医认识

癫痫乃属于中医学"癫狂痫"范畴，除了精神运动性发作外，其他各型都似中医的痫证，由于癫狂前已述及，这里只谈痫。

痫主要责之肝、脾、肾。虚则肝失濡养，体弱用强。脾虚则精微不布，痰涎内结，偶因情志失调、饮食失节、劳累过甚则肝风夹痰，随气上逆，清窍被蒙而发作。

（四）辨证论治

1. 发作时　其症状与西医学大发作类似，不赘述，此外在发作开始可有猪羊叫声（五痫），苔白腻，脉弦滑。治宜豁痰宣窍、息风、定痫，取丰隆、十井、水沟，或五心穴（百会、劳宫、涌泉）、十三鬼穴均可针。

2. 发作后　神倦、面色不华、头晕、心悸、食少痰多、腰酸肢软、舌淡苔白、脉细滑，乃心、肝、脾、肾俱不足之征。治宜补肝肾、理脾胃，取肝俞、肾俞、心俞、脾俞、足三里、内关、丰隆等，均针。

（五）古法选介

癫狂昼发取阳跷申脉，夜发取阴跷照海，各灸 2～7 壮，此为叔和法。罗天益引《黄帝内经》痉挛痫眩取天柱，癫痫瘛疭两跷主之，据此取申脉、照海，治一痫证昼发者亦效。因本病以痉挛瘛疭为特征，而阴、阳跷主病有阴阳缓急之别也。

又鬼哭、四神聪均可用。巨阙、鸠尾、神庭、百会、后溪均为常用穴。

（六）当代治验

1. 针刺

（1）有人报道取百会、大椎、风府、身柱、神道、长强、鸠尾、心俞、神门、内关、间使、大陵、中脘、太冲、肝俞、悬钟、涌泉等，用强刺激，通电 10 ～ 30 分钟，共治疗 22 例，痊愈 27%，显效 38%，好转 14%，不明与无效 21%。

（2）又有人报道用少商、商阳、关冲、合谷、水沟、头维、足三里、百会、上星、印堂、中脘、内关、巨阙、阳陵泉、天柱、气海，治疗 2 例痊愈，疗程 20 次。

（3）亦有人报道针长强穴，粗针刺长强左右上下各 5 分，成形 5 点，刺 2 ～ 3 分挤出血，每周 1 次，10 次为一疗程，治 55 例，愈者 13 人，显效 24 人，有效 15 人，无效 3 人。

2. 化脓灸 取神庭、膈俞，各灸 3 壮，令化脓，灸疮月余愈合，治愈 1 例。

3. 指针 施于患者发作时，取太渊先捏，再捏无名指关节（背面）横纹处，可苏。

十八、高血压病

（一）概述

本病是由于血管系统神经调节障碍所引起的，以动脉血压（收缩压和舒张压）升高为主要表现的慢性疾病。

成年人如舒张期血压持续在 90mmHg 以上而收缩压在 140mmHg 以上者为血压过高。

高血压的病因，如是症状性（继发性）高血压（又称高血压状态），多由脑瘤、脑创伤、各种肾炎以及内分泌疾病、尿路阻塞、心脏血管系统病变引起；而原发性高血压（或称特发性高血压）主要是长久反复的精神过度紧张与疲劳等引起的高级神经活动障碍。早期常见症有头痛、头昏、心悸、胸闷、烦躁、疲乏等，脑血管的间歇性痉挛或小出血点的产生可引起暂时性瘫痪、失语、失明等。

（二）中医认识

由于本病以头昏为主症，故一般可按中医学的"眩晕"来辨证论治。眩晕之因，《黄帝内经》认为包括"诸风掉眩，皆属于肝"，以及"上气不足""髓海不足"；刘河间认为是由风火所致；朱丹溪则偏主于痰；张景岳又谓"无虚不作眩"。

（三）辨证论治

1. 肝阳上扰证 乃由忧郁恼怒致肝阴暗耗，或由肾水素亏，水不涵木而致肝火偏亢，上扰清窍而发生眩晕，火升则面潮红、急躁易怒，肝魂不藏则寐多梦少，阴虚火旺则见舌红、脉弦数、口苦等症。治宜滋养肝肾、平肝潜阳，取肩井、太冲、涌泉等穴，均针。

2. 气血亏虚证 乃由思虑伤心脾，致血虚不能上奉于脑，则见眩晕、面色白，血不养心则见心悸少寐，气虚则体倦懒言、神疲纳减，舌质淡、脉弦细为气血两亏之象。治宜补益心脾，取心俞、脾俞、足三里、内关等穴，针或加灸。

3. 脾肾阳虚证 眩晕肢冷、夜尿频频、头痛神疲、腰酸脚软、畏风畏凉、遗精阳痿，脉沉弦或两尺无力，有人观察到此型多属舒张压增高明显而收缩压增高不多的患者。治宜温补脾肾，取脾俞、肾俞，均灸，足三里、太溪等，均针。

（四）古法选介

1. 针当阳穴，在瞳孔直上入发际 1 寸。（《东医宝鉴》《太平圣惠方》）。

2. 取神庭、上星、囟会、前顶、后顶、脑空、风池、阳谷、大都、至阴、金门、申脉、足三里（《医学纲目》）。

3. 刺百会、脑户出血案，《名医类案》载秦鸣鹤（侍医）为高宗治风眩头重、目眩不能视，秦诊以风毒上攻，云必须头上刺出血，皇太后听到说："此贼可斩，天子头上，岂试出血处耶？"由于高宗病重，命刺之，竟立即目明。

（五）当代治验

1. 毫针法

（1）取合谷、曲池、内关、足三里、阳陵泉、三阴交、行间、心俞、膈俞、肝俞、肾俞、百会等穴，强刺激，留针 30 分钟，每日 1 次，针 30 次左右有效率达70% 左右，并有人认为足三里降收缩压快，丰隆降舒张压为优。

（2）按一般辨证取穴：有人报道以足三里为主，加以随症配穴，治疗 15 例，有效者 14 例。

（3）有人报道针人迎，深刺 1 寸，使针随针柄、随脉搏跳动频率而摇动，治疗15 例，仅 4 例降压效果不著。

（4）有人用实验证明石门有快速降压的作用，在针刺石门的避孕研究中，发现其能降、升血压，针 26 例，原血压低的 4 例，针后血压上升至正常，原高的针后下降。

（5）取新发现奇穴，在睛明上 2 分，睛明与攒竹之间，针 3 ～ 5 分。

2. 艾灸法

（1）发疱灸：用发疱灸（3 ～ 7 壮）灸绝骨、足三里，治疗 20 例，18 例血压均有程度不同的下降。

（2）艾灸涌泉：有人用此法治 60 例原发性高血压，灸后收缩与舒张压分别下降约 40mmHg。

（3）艾灸百会：2 例患者予以分别灸百会 3 壮 3 次，血压均降，其中 1 例曾针未效而改灸即效。

3. 刺络法　日本医家工藤训正多采用刺络疗法，以细络刺络、井穴刺络、皮肤刺络为主，据称刺出血应在 30 ～ 40 滴左右，不宜过多。

4. 梅花针法　有人报道取颈椎两侧、骶椎两侧、乳突部、气管两侧、臀部两侧等穴叩之，云本病多在第 5 ～ 9 胸椎发现结节条索状物及压痛，治疗 147 例，有效率达 80%，疗程 25 次左右。

十九、脑血管疾病

（一）概述

脑血管疾病包括脑出血、脑血栓形成、脑血栓阻塞、脑血管痉挛、蛛网膜下腔出血、静脉窦血栓形成。

1. 脑出血　由脑血管型病变（如动脉硬化等）或高血压等而致脑血管破裂出血，发病前可有头痛、头晕、麻木等症，发时猝然昏倒，四肢弛缓，大、小便失禁，半身不遂或失语，口眼㖞斜等。

2. 脑血栓形成　血管狭窄血流受阻可由各种原因引起。其前驱症状同上，但起病较慢，与脑卒中不同，多在醒后发现半身不遂、昏迷较少。有口眼㖞斜、失语等亦有。

3. 脑血栓阻塞　可由心脏赘生物或空气栓塞等引起。起病急、昏迷、搐搦、半身不遂为常见症。

4. 脑血管痉挛　由高血压引起，突然半身不遂、失语、失明等，数日后自愈。亦有头剧痛、恶心呕吐、昏迷、癫痫样发作等症。

5. 蛛网膜下腔出血　可由许多病引起，如动脉硬化、高血压、动脉瘤等。年龄较轻，起病猝然，头剧痛、呕吐，随即昏迷、脉慢、颈僵、体温上升。半身不遂、失语不多见。

6. 静脉窦血栓形成　不多见。

（二）中医认识

中医"中风"一症多与脑血管疾病相似，其中大部分是属于"类中风"。

由于风邪善行数变，体虚之人，猝为其所中而致肝阳暴张，阳化风动，血随气逆，夹痰夹火，扰窜经络，蒙闭清窍而成。

（三）辨证论治

1. 肝风上扰证　形气较实，面红气粗，唇红口干，脉弦劲或洪数，舌红，苔黄少津，昏迷或清醒。治宜平肝息风、潜阳降逆，针刺行间、十宣、涌泉等穴。

2. 肝风夹痰证　阴虚火炽，灼液成痰，或嗜酒酿热成痰，一旦肝风内动，夹痰上扰清窍而致神昏、痰鸣、舌苔腻等。治宜平肝开窍豁痰，针刺十二井、行间、丰隆等穴。

3. 肝风抽掣证　昏迷，肢体痉挛强直，或发作性抽搐，循衣摸床，高热大汗等。治宜息风开窍，针刺十宣、大椎、行间、筋缩等穴。

4. 肝风犯胃证　卒中，胃气上逆，呕吐呃逆，偏瘫，小便失禁，面红气粗，脉弦等。治以平肝降逆、理胃，针刺行间、十宣、足三里、内关等穴。

5. 血虚生风证　血不养肝，肝阳乃亢，火热风生致偏瘫猝倒、失语，兼见面色㿠白、体瘦唇淡、肤干、舌淡苔白、脉细弦等。治宜补血息风，针刺风池、膈俞、血海等穴。

6. 阳虚痰湿生风证　素体肥胖，脾肾阳虚而痰湿内生，或因嗜酒、好食甘肥致脾阳不足，湿聚成痰，痰热郁而生风，风痰上扰而发昏仆偏瘫、面白、流涎、痰声拽锯、脉弦滑、舌苔厚腻等。治宜补气扶阳、豁痰息风，针刺气海、神阙灸，丰隆、风府。

7. 气虚血滞生风证　年逾四十，阳虚而络脉空虚，血无气不能行，停滞经络而发，症见不语、半身不遂、神疲气弱、面色淡、少食息微、脉弦细弱、舌淡苔白等。治宜补气行血，取气海、关元，均灸，哑门、合谷、足三里，针。

8. 阴阳两虚证　年迈体弱，水肿，神昏，瘫痪，大、小便失禁，面色苍白，目闭息微，脉弦细弱。治宜开窍固脱，取关元、神阙，多灸，十宣、水沟，均针。

（四）古法选介

1. 手足髓孔（即阳谷、昆仑），治半身不遂，各灸百壮。(《千金翼方》)

2. 中楼，在风府、脑户之间，治脑出血等，用灸。(《针灸真髓》)

3. 预防法。《神应经》云：未中风前足胫上见发酸疼顽痹等，此中风先兆，急灸足三里、绝骨各 3 壮，常令有灸疮，令驱风气于疮口出。该书又指出中风后可灸 7 穴：曲鬓、百会、肩井、风市、足三里、绝骨、曲池。《普济方》引《经验方》亦指出中风先兆有心中愦乱、神思不怡或者手足麻木等现象，亦主张灸上穴及风池、大椎、间使等穴。

4. 中风不语，先灸天窗 50 壮，次灸百会 50 壮，复灸天窗 50 壮，又灸百会 50 壮，如此循环，各灸至 300 壮。(《普济方》)

5. 半身不遂，取百会、囟会、风池、肩髃、曲池、合谷、环跳、风市、绝骨、足三里，病左灸右，病右灸左，常令身上有灸疮。(《普济方》)

6. 古代针灸治疗中风医案较多，医案散见于《名医类案》《续名医类案》《扁鹊心书》《卫生宝鉴》《齐东野语》等书，综合简介如下：

（1）灸法运用较针为多，如陆寿愚灸风池、百会、肩井、曲池、间使、足三里以防中脏，观察月余有效。又如朱丹溪灸气海，陆寿愚灸关元，均获奇效，但壮数在 500 壮左右。

（2）针法应用亦不少，如《齐东野语》载曹居白刺一妇水沟风，于外踝上 2 寸处一针即苏。《名医类案》载一人治中风下肢瘫痪，刺十二井穴，疗效甚著。

（五）当代治验

1. 治疗方法 大多数均用常法治疗（前已述，不赘），但无锡市第一人民医院治疗有独特之处。该院治脑栓塞（偏枯）数例，疗效甚佳。其法：取人迎下，胸锁乳突肌前，锁骨上二横指处，以 28 号 2 寸半针刺入（颈动脉内缘），针尖向内下方刺入，用龙虎交战手法（左捻 9 次，右捻 6 次）使之有面部发红、瞳孔缩小和眼裂变小的反应才有效。一般针患侧，不效则取双侧。针刺这里的交感神经节，可使脑血管扩张，解除其血管痉挛，促进瘫痪肢体的恢复。

2. 疗效 上海有人报道脑血管痉挛或病在 6 个月以下者易治，其他脑血管疾病在 1 年以上者难治。各地的治疗效果，一般来说治愈率均在 20% 左右，所治疗程一般都在半个月以上。

二十、结核病

结核病是一种古老的疾病，我国古代医籍有不少关于本病病因、病证、诊断、治疗等方面的文献记述。西医学在 17 世纪发现本病有传染性（用动物接种证明），19 世纪才发现其是一种结核杆菌致病。由于结核杆菌可以侵及人体的许多组织器官，所以又分为肺结核、肠结核、颈淋巴结核、皮肤结核、关节结核等病名。兹就常见以及适合针灸治疗者分述如下。

（一）肺结核

1. 概述 肺结核占各种结核病的 80% 以上。其致病杆菌可由飞沫经呼吸道吸入而感染，亦可由消化道感染。此种杆菌在痰中可生存 20 ～ 30 个小时，在日光曝晒中 2 小时即死亡，在阴湿处可生存 6 ～ 8 个月。

本病的临床表现，根据病理机制可分三方面：第一，由于细菌及组织破坏而产生毒素刺激的毒血症症状，表现为全身不适、疲软、神疲、胃纳不佳、反复的气胀便秘、体重减轻、脉数、午后发热、畏寒、盗汗、月经失常等；第二，因神经反射作用而引起的症状，如声嘶、喉痒、干咳、胸及肩胛痛、面颊潮红等；第三，因结核病灶破坏肺部组织引起的症状，如咯血、咳痰以及气促、心悸、发绀等缺氧症状。

本病诊断方法有：①询问病史。②痰液检查。③血液检查。④ X 线检查等。

2. 中医认识 肺结核相当于中医学之肺痨、虚劳等，《济生方》提到肺痨又名骨蒸、瘵瘵、复连、尸疰、劳疰、虫疰、蛊疰、热疰、冷疰、食疰、鬼疰等。

在病因方面，中医学认为是一种微生物为害。如《普济方》认为其"为肺虫最急。肺虫居肺叶之内，蚀人肺系，故称瘵疾"。《古今医统大全》："凡此诸虫……人将气绝，则从九窍肤腠飞楼而出，着于肺弱之人，日久亦成劳瘵之症。"这里还进一步阐明了本病的传染性以及在发病过程中人体正气可以起到很大的作用。

在病机方面，中医学认为肾水亏损、脾土衰弱是发病的重要环节。龚居中云："一水既亏，则五火随炽，上炎烁金，伤其化源，则生生之机已息，而痨瘵之证成焉。"水亏→火旺→刑金→水愈亏这种恶性循环致金水不能相生，于是疾病渐趋恶化。另外，李东垣认为"脾胃一虚，肺气先绝"，这是土不生金所致。本病除脾胃功能失常外还与肺脏本身以及心、肝两脏也有一定的关系。

3. 辨证论治 肺结核辨证，主要在于辨阴虚阳虚，但在辨证时两者不可截然划分，必须抓住矛盾的主要方面。如《理虚元鉴》云："人之病，或为阳虚，或为阴虚。阳虚之久者阴亦虚，终是阳虚为本；阴虚之久者阳亦虚，终是以阴虚为本。"兹分述如下：

（1）阴虚类：又可分为如下三型：①肾阴亏损型：头晕目眩，耳鸣潮热，骨蒸盗汗，腰痛遗精等。治宜降火补肾（六味地黄丸等），取肾俞、志室、大敦、阴郄、肺俞、尺泽等穴，均针。②木火刑金型：胁肋引痛，目赤头眩，易怒，脉弦等。治宜育阴平肝（一贯煎等），取肝俞、行间、肾俞、肺俞、尺泽等穴，均针。③君火亢奋型：心烦不寐，怔忡惊悸，多梦，舌赤尿黄等。治宜养阴宁心（天王补心丹等），取内关、神门、肾俞、肺俞、尺泽等穴，均针。

（2）阳虚类：主要有如下两型：①肺虚型：面色㿠白，皮肤干涩，纹理疏松，自汗，畏寒，毛发焦枯易落，气短息微，脉虚无力等。治宜补益肺气（拯阳理劳汤等），取膏肓、肺俞、中府、尺泽，针加灸。②脾虚型：肌肉消瘦，面黄神倦，食纳减退，肢冷便溏，脉虚等。治宜培土生金（六君子汤等），取脾俞、胃俞、中脘、足三里、肺俞、尺泽等穴，针加灸。

综上以观，结核病在针灸选择方面，阴虚以针为主，阳虚以灸为主；在选穴方面，任何一型均应以肺经穴为主，再按经选穴。

4. 古法选介　古人治疗本病有许多方法，尤其推崇灸治，这是因为灸法偏于补虚，虚者宜补之故。经云"劳者温之"也是常用灸法的原因之一。《针灸资生经》《苏沈良方》均提到四花穴能灸 20 种骨蒸。崔知悌云用此法灸愈百余人，严用和亦盛称此法甚验。《医学入门·诸虫》亦云："骨蒸、传尸、劳瘵宜早灸四花穴，晚则无效。瘵虫活肺间，蚀肺系，故咳血声嘶……宜早灸膏肓、肺俞、四花穴为佳。"（按：四花穴相当于膈俞、胆俞的部位。）《针灸大成》记载患门一穴（穴位相当于第 5 胸椎顶旁开寸半）能治五劳七伤、咳嗽、遗精、潮热、盗汗诸症，灸百壮。虚劳灸膏肓。宋代的庄季裕（庄绰）最有经验，他写了一部专书——《灸膏肓腧穴法》。这本书为后人编的《针灸四书》之一，书中对膏肓的取穴法叙述甚多。他搜集了各地灸膏肓的经验，同时也谈到自己的切身体验。他说他自许昌遭金狄之难，避地东下，患疟疾，第二年患虚劳病，这时得到陈了翁家传，在 7 年中共灸 300 壮膏肓，渐至康宁。时亲旧见此殊功，后灸者数人，宿疴皆除。此外，书中还附录验案数则。《普济方》记载了治骨蒸、伏连等可用肩井穴，并云"若人面热带赤色者，灸之可瘥"，另外还介绍了灸百劳法（颈百劳穴在大椎穴直上 2 寸，旁开 1 寸）。《医说》《类经图翼》均云于癸亥日夜二更灸腰眼可驱瘵虫使吐泻而出。《外台秘要》中记录传尸的施灸部位为解溪上四横指，胫外廉。以上都是古人治肺痨的经验。

5. 当代治验　1949 年后，运用针灸治疗肺结核取得了显著的成就，实验表明用针灸治疗肺结核较单纯用抗结核药为优。兹将 30 余篇临床观察报道 1000 余例病例总结介绍如下：

（1）以灸为主：灸法多为艾卷灸（悬灸），亦有用艾炷灸、隔姜、隔蒜灸者。如江苏某地曾用长蛇灸法，即用蒜泥从大椎铺至腰俞穴（2 分厚，2 寸宽），再以艾炷灸大椎、腰俞百壮，至患者口中闻蒜臭为止。①取穴：主要有大椎、身柱、腰俞、百劳、肺俞、膏肓、膈俞、胆俞、脾俞、胃俞、心俞、腰眼等，每次用 1～2 个穴，每日 1 次，轮流交换。②疗效：有人报道 90 例浸润型肺结核，灸后病灶吸收、空洞缩小闭合者 14 例，好转 72 例，恶化者 4 例。有人用隔姜灸配抗结核药与单用抗结核药进行对照，结果表明，观察组较对照组疗效高 1 倍多。③疗程：多为 3 个月。

（2）以针为主：主要用毫针。①取穴：多是分型论治，按经取穴。有人将其分为肺虚、脾胃虚。肝肾虚。亦有人将其分为三步：第一步补肺祛邪、益气排痰，第二步补气祛邪、益胃滋阴，第三步养心益肾培土。②疗效：据北京等地报道，如 224 例中，病灶吸收、空洞消失者 78 例，轻度吸收 110 例，无变化者 23 例，恶化 13 例。③疗程：13～40 天。

（3）小剂量链霉素穴位注射：①取链霉素 1g，以 0.25% 普鲁卡因溶液 5mL 溶解，每次抽取 1mL（0.2g），在肺俞、膏肓、孔最、尺泽等穴注入，每日 1 次 1 穴。②疗效：据广州、温州等地报道，如 36 例中，完全吸收者 7 例，显著吸收 13 例，部分吸收者 16 例。③疗程：1 个月左右。

（4）大剂量异烟肼穴位注射：①取异烟肼 600mg，加 2% 普鲁卡因 1mL，注射大杼、肝俞、心俞、风府、厥阴俞、督俞、四花、膏肓、腰眼等穴（以上为 1 次量）。②疗效：23 例中，全部吸收者 26%，显著吸收者 30.4%，稍进步者 39.1%，无变化者 4.5%。③疗程：1 个月左右。异烟肼毒性反应颇多，在停药 2～3 天后病灶消失。

（5）穴位药物电渗法：①上海等地用直流电将药物通过穴位渗入体内，其法用 3%～6% 异烟肼溶液 10mL（阳极导入）加甘草粉 5g 调成浆糊状（阴极导入），将药浸透或涂纱布上，放于穴上再以电导，电流 3～5mA（以患者觉灼痛为度），每日 1 次，每次 15～20 分钟。取穴：肺俞、太渊等。②疗效：66 例中，50 例吸收好转。③疗程：45 次。

（6）耳穴注射疗法：①取耳甲腔肺区反应点，用 0.25% 普鲁卡因 0.1mL 加链霉素 0.02～0.05g，或 0.25% 普鲁卡因 0.1mL 加异烟肼 5～10mg。抽取药液 0.1mL 注入穴内，每日 1 次。②疗效：131 例中，有效 124 例，其中空洞闭合率 66.6%，病灶吸收率 70.7%。③疗程：14 天。

以上是现代运用的 6 种方法，在治疗过程中有如下两点值得提出：

首先是针与灸的应用问题。许多人均认为灸优于针，这与古人的经验是一致的。但是本病阴虚患者不少，在此种情况下是否适于用灸？我们认为是适于用灸的。理由如下：

（1）从古人的经验来看，如前面介绍的许多灸法，其适应证就有不少是属于阴虚的，从"骨蒸"二字亦可体会到这一点。

（2）从理论上说，本病多为水不济火，虚火非火之有余，乃火之不足。所以说血脱者益气，本是阳生阴长之义。葛可久治劳十方，用甘温者七，其理即在于此。《丹溪心法》云："大病虚脱，本是阴虚，用艾灸丹田者，所以补阳，阳生阴长故也。"现有他的医案一则，他治一肺痨咯血有发热肌瘦等阴虚证者，灸肺俞 5 次而愈。

（3）近人实验证明，用灸在大多数情况并未发生不良反应。当然，也许有人说，张仲景有微数之脉，慎不可灸，焦骨伤筋，血难复也之训。同时有人实验，在 200 例隔姜灸中，有 5 例发生少量咯血，停灸后血又止，这显然是灸火燥血伤阴。但是我们认为这些问题还值得深入研讨。首先，咯血之症，有人专用灸涌泉穴法治疗 60 例，并未发生不良反应，这说明与取穴有关。其次，上述 5 例出血是否为其他原因引起，值得怀疑。从《医学入门·诸虫》"虚损痨瘵宜早灸膏肓，如瘦弱兼火亦只宜灸内关、足三里以祛其痰火"，说明阴虚有火并非不宜灸，仅在于取穴有所选择，不灸肺之附近而灸下肢与引火归原同义。

第二个问题是针灸对本病的适应分型。从各地经验来看，人们均一致认为其对浸润型、血行播散型之新鲜病灶的进展期、溶解期疗效最好，有效率达 100%，而对陈旧性病灶之纤维增殖，干酪、慢性纤维空洞型则疗效不显著。还有人用针加灸列缺、中府、合谷、肺俞等穴治疗结核性（渗出性）胸膜炎 4 例，证明对降低体温、消除症状、促进胸水吸收等有显著效果。

还有人用针灸专门治疗某种症状。如治疗咯血有如下三法：①灸涌泉法。②用止红穴（在郄门上 3 寸）皮内留针 3～5 日。③用七星针叩颈动脉搏动区。以上三法均有较好的疗效。有人治疗盗汗，用针刺阴郄，有效。

（二）颈淋巴结核

1. 概述 颈淋巴结核是周围淋巴结核中较为常见的一种，传染途径有二：第一种为原发性感染，即细菌通过口腔鼻咽到达颈淋巴结；第二种为继发性感染，即结核菌由其他部位先感染，然后由血行播散到达颈淋巴结，此种感染较为多见。

临床表现：初起颈淋巴结较小，按之滑动，可自行消散；如恶化则继续肿大，甚至连接成肿块，按之不滑动，终至破溃流脓，甚至形成瘘管。此外，可有倦怠、低热、盗汗、厌食、贫血、体重减轻等症。

诊断：脓液通过培养或动物接种发现结核菌（无脓者较困难），应与淋巴结炎、淋巴瘤、癌症等鉴别。

2. 中医认识　本病属于中医学"瘰疬"的范畴。瘰疬又称痰核，因痰火郁于经络（由忧思郁患而成）；至于病机，则与肝、胆、三焦风热血燥，肝肾阴虚，肺气不足等有关。

3. 辨证论治

（1）肝胆风热型（实证）：结核娇肿，脉弦，口苦等。治宜泻肝胆之火，取太冲、足临泣、阿是穴，针。

（2）肝肾阴亏型（虚证）：潮热，口干，头眩，脉弦尺数。治宜补肝肾，取肾俞、肝俞等穴，均针。

其次，还必须辨别所生部位进行分经取穴。

4. 古法选介　《世医得效方》谓灸肘尖 7 壮或 14 壮甚效。《针灸资生经》记载用隔蒜灸阿是穴 7 壮，并云有用药无效而以此法灸愈者。缪仲淳亦有用肩井、肘尖验案，《续名医类案》述灸肘尖治疗瘰疬的验案甚多。《针灸集成》记载联珠瘰灸百劳 21 壮，并针贯核中，以后雄黄末和熟艾作炷灸核上 21 壮。耳后瘰取翳风、肘尖、外关、后溪。《类经图翼·诸证灸法要穴》谓肩髃、曲池乃治瘰秘法。又方：用癞蛤蟆 1 个破去肠，覆瘰上，以艾照瘰大小为炷，于蛤蟆皮上当瘰灸至热气透内方住。《普济方》介绍了许多隔物灸：第一，隔蚯蚓粪饼灸；第二，隔桃树皮灸；第三，巴豆和艾捣烂灸；第四，隔葶苈饼灸；第五，隔商陆饼灸；第六，隔莨菪根切块灸。附：巴豆，攻坚散结逐痰；桃树皮，苦平，无毒，辟疫疠，杀诸虫；莨菪根，苦寒，有毒，杀虫，疗疮伤；葶苈，除痰散结攻坚；蚯蚓泥，甘、酸、寒，疗热毒疮；商陆，攻毒散结消痰。

5. 当代治验

（1）截根法：①在距病灶较远端的穴位上（一法专取臂臑穴，另一法取肝、胆、膈、胃、肾的背俞，每次 1 穴），先用 0.5% 普鲁卡因 2～4mL 局麻注入皮下，再用圆利针或三棱针刺入筋膜（3～5cm），然后用针尖划 3～5 下，以觉麻痛为佳或钩断其纤维。术后以磺胺粉或金刀散外敷，并贴上膏药。刺臂臑截断法稍有不同，即用粗针横刺在皮下脂肪层，并用手术刀顺针线切口 2 分长。②疗效：据各地报道数百例，治愈率在 70% 左右。③疗程：1 个月左右，每日 1 次。

（2）火针法：①在结核周围注射普鲁卡因（2% ～ 10%）和盐酸肾上腺素（每次 0.5mg）做麻醉止血，然后以钢针烧红，开始于患部核的四周刺一大圈，并刺核中，每核刺 30 ～ 50 针，一般刺 3 ～ 5 分深，刺后外敷青霉素膏（如核已化脓，须将脓抽出再针），每针 1 次隔 7 天，约刺 20 余次。亦有人配以电针。②疗效：郭某报道治疗 11 例，痊愈 9 例，有效 1 例，无效 1 例。

（3）挑针法：①在脊椎旁开约 2 寸肌肉范围内，从肩胛至腰，用手指轻擦 5 ～ 10 次，发现小红点（每次找 3 ～ 7 个点）标记好，乃取针挑米粒大，伤口使出血或液体。（挑前以普鲁卡因局麻，将红点挑起以手术刀隔断，并挑出纤维弄断。）第二次，间隔 10 日，另找红点再挑如上法。此外，亦有人只挑断肝俞、胆俞、膈俞，将肌纤维挑出。②疗效：有人报道治愈率在 60% ～ 75%。③疗程：1 ～ 7 次。

二十一、急性扁桃体炎

（一）概述

本病的致病菌主要为乙型溶血性链球菌，其次为葡萄球菌等，亦可由病毒引起。病原体主要以其毒素及新陈代谢产物危害身体，破坏扁桃体组织之防御力，使病变易于扩散。另外，受凉、劳累、患急性传染病、营养不良等均是诱因。

本病患者多为儿童及青壮年，发病以春、秋两季较多。

根据病变部位，本病一般分为三型：

1.卡他型　病变主要在扁桃体黏膜，症较轻，有咽部干燥及烧灼感，咽痛于吞咽时加重，发热，头痛，全身不适等。

2.隐窝型　病变主要在隐窝。

3.滤泡型　病变主要在扁桃体实质内，发病急剧，症较重，发高热，咽剧痛，吞咽困难，恶食，颌下淋巴结肿大痛，幼儿可有痉挛。

（二）中医认识

本病与中医学的咽喉肿痛、喉蛾类似。喉蛾又名乳蛾，有双、单之分。咽居食管通于胃；喉连气管通于肺，热邪灼肺或肺胃郁热而发本病。

（三）辨证论治

1.实证　喉红肿痛，口渴便秘或头痛恶寒，证属实。治宜取少商、尺泽、合谷、陷谷、关冲等，针。

2. 虚证 亦有肾阴亏耗，虚热上炎者，红肿痛不甚而入晚较重，属虚热。治宜取太溪、照海、鱼际，针。

（四）古法选介

《丹溪心法》取少商、合谷、尺泽，皆针。《医学纲目》谓："咽痹因恶血不散故也，砭出恶血最为上策。"《世医得效方》取风府、少商、合谷等。李东垣取关冲、窍阴，刺。《灵枢经》谓可取丰隆。《名医类案》载范九思治喉蛾，藏针于笔中，刺蛾出血而愈。此外亦可取劳宫、内庭、膝关、前谷、照海、中封、然谷、太溪、中渚、天柱等穴。《疡医大全·单双蛾门主方》记载从两臂捋至脉门后，捋中指，看中指下节有紫筋现出时，以针挑去，喉间即宽。如汤水不下，可用针挑顶发内细窝，挑破后喉即宽。

（五）当代治验

1. 穴位注射 每次用 0.25% ～ 0.5% 普鲁卡因，每穴注入 1 ～ 2mL，再次取穴约 3 个（总量不超过 10mL），各地用过的孔穴有合谷、列缺、颊车、翳风、廉泉等；有人专用天突、气舍二穴。有人治 60 例均愈，平均治 1 ～ 3 次。

2. 毫针刺法 取合谷、颊车、少商、翳风、人迎、列缺、足三里、四白，有人报道治疗 60 例，痊愈 55 例，5 例因化脓未愈，治 1 ～ 3 次。

亦有用以上两法配合治疗者。

二十二、聋哑

（一）概述

神经性耳聋乃听神经或听觉中枢部分有病变，主症是高音听觉下降等，分如下几种类型：

1. 老年性耳聋 60 岁以上老人因动脉硬化而影响听神经。

2. 中毒性耳聋 奎宁、链霉素、乙醇、烟草等中毒而致。

3. 传染性耳聋 由急性传染病，如脑膜炎、伤寒、猩红热、流行性腮腺炎、流行性感冒等引起听神经炎，梅毒亦可引起。

4. 听神经纤维瘤 多发于单侧。

聋症：严重影响听力和语言，一般所谓聋哑即指此种病，原因如下：

1. 先天性聋哑 多由胚胎发育时中毒（如孕妇服奎宁）、先天性梅毒等而致，多为双侧耳聋，鼓膜多正常。

2. 后天性聋哑 多因急性传染病所致（如神经性耳聋所述诸病，还有中耳炎、受伤等），如有中耳炎可致鼓膜穿孔。

（二）中医认识

耳聋之因：

1. 肾精不足，髓海空虚。

2. 脾胃虚弱，气血生化之源不足。

3. 肝失疏泄，郁而化火，或肝胆之火上扰清窍。

4. 痰火壅塞清窍。

哑，或称失音，其原因：

1. 寒气客于会厌或痰热阻肺。

2. 肺有燥热或肺肾两亏。

（三）辨证论治

聋以治肝、胆、肾为主，哑以治肺为主。根据以上病因，本病治疗当分如下几型论治：

1. 肾虚者 可取照海、复溜、肾俞等穴配以耳前后穴治疗。

2. 脾胃虚弱者 在取耳部穴时，兼用中脘、足三里、脾俞等穴。

3. 肝失疏泄或肝阳上越者 兼用行间、三阴交、蠡沟等穴，针。

4. 痰火壅于清窍者 可取下巨虚、丰隆、中脘等穴。

5. 哑病多在肺者 用列缺、太渊等穴配合。

总之，聋哑以局部取穴为主，听宫、听会、哑门、翳风、廉泉等穴为常用穴，远隔以手三阳经穴为主，哑则以三阴经穴为主，再在此基础上加穴；其次以治聋为主，治哑为辅。这是两条通则。

（四）古法选介

1. 耳聋 《针灸集成》取口禾髎、合谷、商阳、中封、百会、腕骨、后溪、足三里、绝骨、昆仑。《医学纲目》以苍术（7寸）一头插耳中，外头上灸7壮，耳内觉热效。《针灸资生经》取天牖。《普济方》取阳谷、束骨、天窗、窍阴、会宗；又一法以泥饼覆耳上，中刺一孔，上置艾炷灸，倾出黄水可愈；又一法捣豉为饼填耳内，以地黄长5寸者，削尖一头纳耳中，以荷叶盖饼上，剜一孔为筋头，灸3壮。

2.哑 《类经图翼》有"开四关"法，即刺合谷、太冲；其次选用灵道、阴谷、复溜、丰隆、然谷、间使等。《医学纲目》取神门、涌泉。《针灸甲乙经》取阳交、通谷、期门、支沟等。《普济方》取孔最、脑户、通里、颊车、阴郄、三阳络。

（五）当代治验

1.毫针法 按一般辨证取穴，有人报道治疗301例，30.6% 显效，54.1% 有效。另有一篇调查报道，治疗计255例，仅痊愈1例，好转者仅14例。

2.深刺法 有人报道取翳风深刺2寸，治疗430例，痊愈83例。至于治哑，有人认为哑门应深刺至1.8寸，天突应刺1寸，翳风、听会、完骨刺1.5～1.8寸则疗效佳。

3.奇穴治疗

（1）聋穴：在听宫、耳门之间，刺1.5～2寸。

（2）哑穴：一穴在人迎与水突之间，稍向外斜2分许，斜针70°向颈总动脉与甲状软骨外缘刺入2～3寸；另一穴在风池上4分，枕骨下、脑空直下方，针1～1.6寸。有人用此二穴配以一般取穴治疗85例，痊愈55例。

4.经验穴 有人专用风市治耳聋，云有其他法无效而用此获愈者。亦有人专用巨阙刺2.5寸治失语（大指后退，食指前进，吸气入针，呼气出针），针1～4次可效。

第三节 外科病证

一、急腹症

（一）针灸对急腹症的作用

1.解痉止痛 对各种急腹症有较好的止痛效果。

2.抗炎 如对阑尾炎、胆囊炎等均有一定疗效。

3.增加平滑肌的蠕动 对肠麻痹、手术后腹胀等有效。

4.排石排虫 有一定的作用。

（二）治疗原则

1. 取穴方面

（1）以胃、胆、大肠等经穴为主：如足三里、阑尾、上巨虚、阳陵泉、胆囊、合谷等。

（2）以远处取穴为主：如胆石症取胆囊，阑尾炎取阑尾。必要时加局部穴。

（3）取穴少：常用 1 ～ 2 穴即可。

2. 刺激量应较大 一般采用强刺激手法，宜用电针。

3. 刺激时间宜较长，久留针 亦可埋线。

（三）注意

恰当选择适应证，明确诊断，勿延误更有效的治疗。

二、肠梗阻

（一）手术适应证

1. 粘连性肠梗阻（无血运障碍）。

2. 麻痹性肠梗阻。

3. 蛔虫团、粪块、食物团堵塞者。

4. 腹腔结核所致肠梗阻者。针刺后 12 ～ 24 小时肠梗阻症状未见改善者仍应改手术。早期肠扭转、肠套叠等亦可试用针刺、手法复位等保守疗法。注意可能加剧。

（二）针灸治疗适应证

腹痛不甚剧，神清，脉不甚速，腹膜刺激征较轻，白细胞计数正常者可视为保守疗法的适应证。

（三）针刺疗法

强刺激，留针 30 ～ 60 分钟，3 ～ 5 分钟捻转 1 次。一般于针后 1 ～ 19 小时排气，4 ～ 48 小时排便。

（四）拔罐疗法

肠麻痹可于大横加拔罐。穴位注射新斯的明，每侧 0.1 ～ 0.25mg。

三、急性阑尾炎

（一）手术适应证

急性阑尾炎脓肿型（包块）、破溃型（穿孔）等宜手术。

（二）针灸治疗适应证

单纯性急性阑尾炎（腹痛压痛局限，无腹膜刺激征，体温升高，白细胞计数稍高）或成脓型（腹痛范畴较广，腹膜刺激征明显，体温升高，白细胞计数 15×10^9/L 左右）。

（三）针灸治疗

1. 疗效　与其他保守疗法（抗生素）相仿，60% ～ 80% 可愈，但复发率高达 36%，复发者多在 1 年内。于起病 4 ～ 6 小时即治疗的早期患者疗效更好。

2. 疗程　一般 3 ～ 5 天。

四、胆道蛔虫症、胆石症

胆道蛔虫症一般应用非手术疗法，但对少数蛔虫长期不能排出有合并症者（胆道感染、胆石等）应考虑手术治疗。

（一）针灸止痛

1. 四白、迎香、水沟，配足三里、曲池、至阳以缓解疼痛；关元、太冲以驱虫。

2. 灵台针 2.5 寸，强刺激，不留针。

3. 耳迷根穴，刺 5 分。

4. 耳针胆囊点、交感、神门、胆等。

5. 胆俞、中脘、阳陵泉，通电 30 分钟。

（二）针灸排虫

针灸治疗不仅能止痛，亦能排虫。

胆石症的手术疗法适用于 1cm 以下或泥沙样肝胆管结石，无严重梗阻或感染，肝内广泛小结石等。

以下情况不适合针灸疗法：

1.严重感染（化脓坏疽）。

2.巨石。

3.胆管窄。

第四节　儿科病证

一、流行性腮腺炎

（一）概述

本病为腮腺炎病毒引起的急性传染病，乃腮腺或其他涎腺的非化脓性炎症。该病冬、春季多发，5～15岁易患。本病发病急，发热，倦怠，头痛，呕吐，腮腺肿大，先发一侧，1～7日后另一侧亦肿，耳垂为肿胀区中心，不红，局部痛，1～2周后肿消，可并发睾丸炎、脑膜脑炎等。

病原体首先侵入口腔及鼻黏膜，在其内大量繁殖后侵入血液，继而定位于腮腺、颌下腺等处。其亦可侵犯其他部位而发睾丸炎、脑膜脑炎。

临床表现：潜伏期8～35日，前驱期可有恶寒发热、鼻衄、倦怠、恶食、头痛等症，最早出现的症状常为唾液腺肿痛。

本病应注意与化脓性腮腺炎鉴别，化脓性腮腺炎多发于麻疹、伤寒、猩红热、白喉等，多为单侧，肿痛较甚，脓肿形成时有波动感。

（二）中医认识

本病相当于中医学"痄腮""蛤蟆瘟"等范畴，由于感受时行瘟毒，更夹痰火积热，郁热壅滞于少阳、阳明等经脉所致。

（三）辨证论治

1. 偏寒型　腮腺肿大，皮色如常，轻微压痛，头昏项强，鼻衄，苔白，脉稍浮紧。治宜解表祛风解毒，取翳风、颊车、风池、外关等穴，针。

2. 偏热型　腮腺红肿痛，明显压痛，发热，口渴，不恶寒，舌质红，苔白，脉浮数。治宜解表活血解毒，取穴同上，加合谷，针。

3. 火毒型　腮腺红肿热痛甚剧，形寒热高，头晕，口渴舌燥，咽肿痛，舌质红，苔黄，脉浮数或弦数。治宜泻火祛风解毒，取穴同上，加太冲、太溪等，均针。加减变化：高热加曲池，呕吐加内关。用粗针点刺舌正中线出血之法，亦效。以七星针叩 C_1—C_5 棘突两侧及患部，效亦佳。

总之，针灸治疗本病取穴以阳明、少阳经为主，局部与远隔部取穴应相结合。在针与灸的选择方面亦应以针为主。如并发睾丸肿可取大敦、三阴交等穴。

（四）古法选介

《仁斋直指方》治发颐，前顶螺中灸 21 壮，如不达，灸至 49 壮止。

《针灸集成》灸蛤蟆瘟放血法，取当阳、太阳、尺泽、委中等处血络，用三棱针刺出血，活血解毒。

（五）当代治验

1. 毫针法　取合谷、下关、翳风、颊车、中冲（放血）、内关、阿是穴、曲池、少商等穴，均用强刺激，留针 10～30 分钟。疗效：退热时间 2～3 天，止痛时间 1～5 天，消肿时间 2～5 天。有人用针法与磺胺类药物疗法进行对照，证明针法退热消肿的效果较磺胺类药物迅速。又有人与未经治疗组进行对照，亦证明针刺组症状消失快。本病针刺治愈率均在 90% 左右。

2. 其他方法　还有人用温针、火罐等配合，或用三棱针刺舌正中线出血之法，均有一定效果。

二、百日咳

（一）概述

百日咳乃由百日咳杆菌引起的呼吸道急性传染病，早期表现为上呼吸道炎症、咳嗽流涕等，1～2 周后咳嗽加重，继以阵发性痉挛性咳嗽，连续数声至数十声，急速吸气，故以带有吸气时特殊的吼声（声门痉挛狭窄）为临床特征。本病病程长（5～12周），易诱发肺炎。病后有稳固的免疫力，患者以5岁以下小儿最多，严重时可致颅内出血、惊厥昏迷等。

（二）中医认识

本病中医名为顿咳，为感受时邪病毒，肺失清肃，痰浊阻滞气道，肺气不能通达，以致咳嗽频频。本病还与肝经郁热，气火上逆影响肺系有关。

（三）针灸治疗

1. 疗效 单用针刺治愈率可达60%～90%，疗程一般5～10次。部分病例经氯霉素、链霉素治疗无效，可改用天突普鲁卡因封闭获效。

2. 方解 天突、定喘邻近肺、气管，为止咳定喘祛痰效穴。四缝乃治小儿疳积效穴。大椎与身柱、定喘均为邻近肺部。合谷属于大肠经，大肠与肺相表里。丰隆为祛痰经验穴，能健脾。足三里的功效同丰隆。加减变化：如咳甚，面红目赤，脉弦者，可加平肝穴太冲、行间。

三、细菌性痢疾

（一）概述

细菌性痢疾是由痢疾杆菌所引起的肠道传染病，以结肠化脓性炎症为主要病变。此种杆菌在阴暗低温处可生存3～5个月，病以夏秋为多，传播方式主要是借染菌的食物、水等经口而感染。临床表现分急性、慢性两期：

1. 急性期 轻型者，腹渐痛，腹泻每日3～5次，粪便中有少量黏液，无脓血。普通型者，发热（儿童可有惊厥），恶心，呕吐，腹泻，或有白色胶状黏液混有血丝，之后转为鲜红冻胶样，每日可泻15～20次，腹痛，里急后重。重型者，高热，大便每日20～40次，有脓血，腹痛剧，里急后重颇重。

2. 慢性期 多由急性转来，平时腹泻、便秘交替，粪便可有少许黏液，腹痛，气胀。

诊断：主要是粪便检查、细菌培养。

（二）中医认识

本病属于中医学"痢疾"范畴。对于痢疾，中医学还有"肠澼""滞下""下痢"等名称。金元时期人们已了解到本病有传染性，如《丹溪心法》记载"时疫作痢，一方一家之内，上下传染相似"。

中医学认为本病多由外受湿热，内伤饮食生冷，损及脾胃而致。

（三）辨证论治

1. 湿热证　痢下脓血黏稠，里急后重，下坠窘迫，胸痞腹满，脉软数等。治宜清解湿热，针天枢、气海、大肠俞等穴。

2. 风寒外束证　滞下里急后重，头痛，发热，恶寒，无汗等。治宜辛温解表，针大椎、合谷、天枢等穴。

3. 毒火下迫证　肛门灼热，后重异常，或纯下鲜血，全身壮热，烦渴呕逆等。治宜清热解毒，针大椎、白环俞、大肠俞、承山等穴。

4. 肠胃积滞证　痢而兼嗳气恶心，噫腐，不食，腹硬拒按，痢后腹痛减，乃食则甚。治宜消食导滞，针胃俞、大肠俞、足三里、天枢等。

5. 中焦虚寒证　痢而重呕恶不纳，口淡不渴，腹胀不痛，小便短白，频欲登厕，常为虚坐。治宜和养胃气，针加灸中脘、足三里、气海、外陵等穴。

6. 下焦滑脱证　痢下不禁，恶寒脉细，但欲寐，痢后肛门括约肌难以收缩。治宜温补固摄，灸关元、气海，针太溪。

7. 痢久伤阴证　五心烦热，口渴舌绛，皮焦色悴，小便短涩，急迫欲便而久坐不得。治宜补血理肠，针关元俞、大肠俞等。

8. 肾阳不足证　痢多白冻，或淡红或紫晦，恶寒厥冷，脉沉细，腹痛绵绵等。治宜温肾助阳，灸关元、肾俞、针天枢、大肠俞。

9. 邪入脏腑证　骤发痢疾，先有咽痛喘急或神昏惊厥等症（奇恒痢）。治宜泻火养阴开窍，取肺俞、心俞、内关、尺泽、合谷、天枢等穴，均针。

（四）古法选介

1. 李东垣：取丹田、复溜、小肠俞、天枢、腹哀；里急后重取外关、合谷；冷痢取关元、合谷各灸50壮。

2.《医学纲目》"痢不止，合谷、足三里、陵泉、中脘、关元、天枢、神阙、中极"。又"凡诸下痢，皆可灸大都五壮，商丘、阴陵各三壮"。

3.《世医得效方》灸脾俞、神阙、关元等。

4.《针灸集成》如痢而大便秘结者，取巴豆肉为饼安脐中灸3壮。

5.《普济方》痢注下血取太冲，曲泉；泄利腹痛取膀胱俞。

6.《备急千金要方》不嗜食，食不化灸脐旁 5 寸，穴名长谷，循际 50 壮。下痢白如鼻涕，灸阴交。

7.《针灸集成》取下腰（名三宗骨，在八髎中央）灸 50 壮。

8.《备急千金要方》灸丹田（即石门）。

9. 痢不能饮食（噤口痢），杨继洲有针灸中脘、章门治愈案。

10. 王执中治一痢疾，按大肠俞有过敏，为灸之而愈。

11. 窦材治休息痢 2 例，用灸命门、关元，2～3 壮而愈。

12. 罗谦甫治久痢脾虚 1 例，灸中脘、气海、足三里、阳辅等穴而愈。

（五）当代治验

1. 针灸疗法　用关元、天枢、足三里、下脘、气海、中脘等穴，每次取 2～4 穴针，神阙加灸，治愈率各地报道近 100%，施术 5～11 次。

2. 单纯针刺　有两种取穴：一是取长强（或有人称之为骶凹穴，在尾骨下一横指），针 1～2 寸深，使脊背发麻，每日针 1～2 次，疗程 1 周左右，治愈率 60%～80%；一是取阴陵泉、外陵二穴为主（因本病有 80% 以上于阴陵泉有压痛），高热配内关，疗程 1 周左右，治愈率 80% 左右。

3. 电针疗法　取腰椎旁 3～4cm 处，用针刺入得气后通电 30 分钟，一般治疗 1 周即可，有人报道治疗 38 例，痊愈 37 例，1 例无效。

第五节　妇产科病证

一、妇产科疾病的针灸治疗

（一）概述

针灸疗法在妇产科方面的应用，自 1949 年后有了较大的发展。实践证明，针灸对多种妇产科疾病有着较好的疗效。

（二）作用

1. 止痛　针灸治疗痛证、产后宫缩痛以及针刺无痛分娩等都有大量报道。

2. 止血　针灸治疗功能性子宫出血、月经过多、更年期功能性出血、人工流产后出血、附件炎出血、产后子宫复旧不全性出血等，均有疗效。

3. 消炎　针灸治疗盆腔炎、输卵管炎、滴虫性阴道炎等，也有初步成效。

4. 对子宫的影响　针灸有加强宫缩的作用，可用于催产、引产及子宫脱垂的治疗。当产后宫缩剧烈时，针灸又可使之弛缓。子宫异位者通过针灸可恢复正常。

5. 对内分泌的影响　针灸可使垂体后叶素分泌增加（催产作用），催乳素增加（催乳作用），黄体素分泌增加（使无排卵者发生排卵）等。

另外，据报道，针灸对子宫颈上皮癌、子宫肌瘤、胎位异常、妊娠恶阻、不孕症、避孕及产后尿潴留、尿失禁等均有一定的作用。

（三）取穴原则

一般原则是循经取穴，具体应用如下：

1. 远隔取穴以足三阴经穴为主　肝经选太冲、行间等。脾经选三阴交、地机、血海、阴陵泉、隐白等。肾经选太溪、交信、复溜等。

2. 局部、邻近取穴以冲、任、督、带脉穴为主　冲脉选横骨、气冲（街）等。任脉选气海、关元、中极、曲骨等。带脉选带脉穴等。督脉选命门、十七椎下、百会等。

以上是一般原则，临床上催产用合谷，痛经用承山等，均超出以上范畴。

二、痛经

（一）概述

痛经是月经期间腹痛的病证，西医学将其分为原发性与继发性两种。

1. 原发性痛经　一般在月经初潮后即有，主要原因如下：

（1）子宫收缩过度，如因子宫积血或内膜脱落刺激子宫肌肉使收缩过度而作痛。

（2）缺血性痛经，如血管收缩过度使子宫内膜缺血。

（3）内分泌因素。

（4）体质衰弱。

（5）精神因素。

2. 继发性痛经　多发于月经初潮后数年，主要原因如下：

（1）子宫肌瘤或息肉，使子宫过度痉挛或弛缓，或子宫颈与阴道闭锁。

（2）盆腔充血，因子宫、卵巢、输卵管的炎症引起。

（3）子宫内膜异位，排出物积于局部，张力增强而引起痛经。

（二）中医认识

中医学对于痛经的病因病机认识如下：

1. 感受寒凉　张景岳认为："经水临行，误食冷物，若寒滞于经，或外寒所逆，或素日不慎寒凉，以致凝结不行，则留聚为痛。"

2. 因虚寒　《万病回春》云："经水过期不来作痛者，血虚有寒也。"

3. 因虚热　《丹溪心法》云："经候过而作痛者，乃虚中有热也。"

4. 因血瘀　《圣济总录》云："恶血久积而成痛也。"

5. 因气滞　《医宗金鉴》："痛在经前气血凝。"

痛经用针灸治疗，止痛效果甚佳。原发者多能治愈，继发者可配合其他疗法。治疗时机与疗程：经前 3 天开始，经后再治 3 天，连续治疗 3 个月。

（三）辨证论治

1. 寒证　小腹痛，经行不爽，色紫黑，面色青白，畏寒便泄，苔白，脉迟。治宜温经祛寒，取艾炷灸气海、肾俞、关元加针。

2. 热证　多为肝肾阴虚，症见经期超前，经量少，颧赤，五心烦热，口干咽燥，脉弦细，舌红等。治宜养血清热，针血海、三阴交、中极等穴。

3. 气滞证　少腹胀甚于痛，胸闷，嗳气，精神抑郁，经前乳房胀等。治宜疏肝理气，取蠡沟、气海均针。

4. 血瘀证　少腹痛甚于胀，且有拘急，按之有块而痛甚，经色紫黑，或下血块等。治宜行瘀活血，针血海、中极等穴。

（四）古法选介

《济生拔萃》灸阴交 3 壮。《普济方》灸交信，又取天枢。

（五）当代治验

1. 皮内针法　取三阴交，用 1.5cm 长的针埋进 0.8 ～ 1.3cm，在经期前 2 日痛经未发作前进行，埋 3 ～ 5 日取出。此法乃由日本高冈松雄所创，因有人试验疗效甚好。据高冈松雄称月经痛患者每于此穴有压痛。

2. 穴位注射法　取血海、天枢、膀胱俞、气海、关元、水道等穴，用 0.25% 普鲁卡因每穴注入 1 ～ 2mL，每日 1 次，3 ～ 5 日为一疗程，疗效甚佳。

3. 梅花针法　用七星针叩击腰椎至骶椎、脐中至耻骨线上，施术约 15 分钟，每日 1 次，3 ～ 5 日效。

4. 承山指针或毫针法　取承山穴，用指针或毫针，效其捷。

三、闭经

（一）概述

闭经分为生理性闭经与病理性闭经。

1. 生理性闭经　如青春期前、经绝期后、妊娠期、哺乳期月经不来潮者均属之（亦有在哺乳期有月经者）。一般如不哺乳，在产后 1 ～ 7 月来潮，如断乳后数月仍不来潮者应考虑病理情况。

2. 病理性闭经　主要原因如下：

（1）如体衰、化脓性与急性传染病、结核病、肾炎、心脏病等。

（2）精神状态，即精神过度忧虑、紧张等，如战时妇女。

（3）内分泌紊乱，如垂体前叶促性腺激素与其他激素减少（可因许多疾病导致）。

（4）局部病变，如卵巢子宫受伤等。

因阴道闭锁或处女膜未破之闭经，实因有月经而不能排出者，称隐性或假性闭经（中医"室女经闭"即应考虑此种情况。）

（二）中医认识

中医闭经的病因病机，主要从血枯、血瘀两个方面阐述。血枯经闭多由失血、盗汗、多产、脾胃虚弱、虫积以及误服攻伐之药所致；血滞经闭多因血瘀不利、寒气客于血室。此外，还有潮热灼血而致热涸者，也有痰湿（肥人）而致者，更有因气郁"二阳之病发心脾"而致者。针灸治疗本病疗效甚佳，但对无子宫、子宫内膜结核、阴道闭锁等则无效。穴位注射疗法较单纯针刺疗法效果更佳，特别是对血枯的虚证闭经，更应优先采用穴位注射疗法。

（三）辨证论治

1. 血枯证　面色苍白带黄，形肉枯瘦，皮肤干燥，头目晕眩，时而头痛，精神疲倦，心悸气短，腰酸，食少，便干，舌淡，月经初起色淡量少。治宜养血通经，针膈俞、肝俞、中极、地机。

2. 血瘀证　面色苍暗，皮肤干燥如鱼鳞，口燥不欲饮水，胸腹胀满，少腹拘急，胀痛拒按，小便少，大便结，舌质暗红有紫点，初起经行不畅而腹痛，渐至停闭。治宜行瘀通经，取中极、气冲、血海等穴，均针。

3. 寒凝证　面色青白，头项强痛，形寒恶风，腰酸腹痛，苔薄白，脉沉迟。治宜祛寒通经，用艾条灸关元、归来、肾俞。

4. 热涸证　面黄颧赤，心烦潮热，睡眠不佳，口苦咽干，形瘦，便燥，小便赤短，舌质光绛，月经由经期提前、量渐少而闭。治宜润燥通经，取中极、三阴交、水道，均针。

5. 痰阻证　体肥面黄，胸闷脘胀，纳少痰多，时呕恶，白带多，口腻苔腻，经水淡而反多渐至闭止。治宜燥湿通经，灸中脘、水道，针中极、阴陵泉。

6. 气郁证　面色暗淡苍白，精神抑郁，头晕胁痛，胸闷纳少，嗳气吞酸，腹胀时痛，月经由乱期而渐闭。治宜疏气通经，针气海、气冲、地机等穴。

7. 脾虚证　面黄皮浮，神倦肢冷，心悸气短，腹有时胀，食少作吐，便溏。治宜补脾通经，取食窦、中脘、中极，针加灸。

（四）古法选介

《针灸集成》取曲泉、合谷、阴交、血海、气冲。本病的针灸治疗在古代记载甚少，可能与封建礼教影响有关。

（五）当代治验

1. 穴位注射

（1）此法经江西省妇幼保健院试用，疗效甚高。先用卵泡素 1mg，每日 1 次，共治 7 日；黄体酮 5mg，每日 1 次，共治 3 日。取中极、关元、气海、归来、曲骨、水道、阴交、血海、地机、大赫等穴，每日取 2～3 穴，交替用。

（2）南京市妇幼保健院用黄体酮 2mg，己烯雌酚 0.25mL，计 0.45mL 混合摇匀，穴注合谷、曲骨、三阴交等，连注 6 日，治愈率 89.2%。

2. 针灸治疗

（1）有人用灸腹、背等穴各 5 壮，每周 1 次，待体健后再针，治疗 5 例，针 2～3 次经通。

（2）有人用针刺与中西药进行对比，认为单纯针刺疗效较差。

四、子宫出血

（一）概述

子宫出血属于中医学"崩漏"范畴，可见于许多种妇产科疾病。针灸对功能性子宫出血、月经过多、人工流产后出血、附件炎出血、产后子宫复旧不全性出血、不全流产性出血等均有较好的止血作用。当然，对于某些出血如子宫癌、子宫肌瘤、宫外孕、葡萄胎、前置胎盘、胎盘早期剥离等严重疾病，还需配合其他疗法。

至于功能性子宫出血，针灸对无排卵者疗效较佳，对有排卵者疗效差。

（二）针灸疗法

1. 毫针疗法 治法为调理冲任，固崩止漏。取穴以任脉及足太阴经穴为主，主穴取关元、三阴交、隐白，关元针尖向下斜刺，使针感传至耻骨联合上下。血热配血海、行间；血瘀配血海、太冲；脾虚配脾俞、足三里；肾阳虚配肾俞、命门；肾阴虚配肾俞、太溪。

2. 艾灸疗法 可用灸隐白加灸气海穴，肾虚、脾虚者可在腹部和背部施灸。

3. 穴位注射疗法 取关元、肾俞、三阴交为主，每穴注射当归液或三七当归液、血见愁液等 0.5 ～ 2mL，每日 1 次，连续 5 ～ 10 日。此法对多种出血有效，但对流产（宫腔内有内容物）、子宫内膜增生、子宫结核等出血无效。

4. 挑治疗法 于腰椎以下、尾骶以上之督脉线上，任选一点，于经来的第 2 天开始，以三棱针挑破 0.2 ～ 0.3cm，深 0.1 ～ 0.2cm。此法对于月经过多者多有效，需连做 2 ～ 3 个月，每个月 1 ～ 2 次。

五、子宫脱垂

（一）概述

本病的西医学病因如下：

1. 生产时损伤子宫支持韧带等，产后即参加过重劳动，增加腹压为主因。

2. 先天性子宫支持组织发育不良等。

3. 绝经期后子宫萎缩，支持组织失去张力等。

本病在临床上分为三度：

一度：子宫下移后倾，使子宫颈接近阴道口。

二度：子宫颈脱出阴道口外。

三度：子宫体完全脱出阴道口外。

在诊断上本病应与膀胱膨出、直肠膨出相鉴别

（二）中医认识

子宫脱垂，中医称之为"阴挺"。《叶天士女科全书》称之为"子宫脱出"，《丹溪心法》称之为"阴㿗"。中医学认为本病主要由产后用力太过，胞络损伤，失于固摄而致。另外，气虚下陷、冲任不固也是重要原因，加上劳动过度、便秘努责、湿热下注等诱发。

（三）辨证论治

1.气虚证　体衰畏凉，气短，便溏，脉虚等。治宜升提中气，取百会、气海、膻中均灸，加针关元。如发展到肾阳虚，则多灸关元。

2.湿热证　阴挺肿痛溃疡，烦热口苦，胸闷，便结，尿赤短，苔黄腻等。治宜清热燥湿，针中极、阴包、大赫等穴。

（四）当代治验

本病在古代针灸文献中少有记述，兹就当代成就介绍如下：

1.取穴方面　分一般取穴与奇穴治疗两种。一般取穴：百会、肾俞、三阴交以及下腹部气海、中极、关元、归来等。奇穴治疗：维胞（在维道斜下1寸），维宫（在维道斜下2寸），子肠（在中极旁开3寸半），提宫（在耻骨外端下二横指处，大腿内侧，云此处压痛，针时反应达腰际）。

2.治疗工具方面　针加灸、电针、温针、耳针（在耳郭腰骶区找痛点针刺）。疗效：治愈率40%～70%。

六、产后缺乳症

（一）针灸疗效

本病的针灸治法，1949年后有不少报道，据上海、北京、沈阳、哈尔滨、长春、西安、广州等16个单位的报道，有效率最低为55.7%，高者达90%以上，在累计844例中，有效者740例（87.7%），其中显效者355例，进步者306例，无效者104例。

（二）经络取穴

本病由气血虚弱或经络壅滞引起，由于乳部为足阳明分布，故以此经穴为主，其次还涉及任脉诸经。

1. 取穴 乳根、膺窗、屋翳、足三里、膻中、合谷、曲池、少泽、后溪、天宗、膈俞、督俞、外关、神门、通里、极泉、三阴交、曲泉等，以膻中、乳根、少泽、合谷为主。

治疗时多刺、灸，相配合，胸部穴主要是灸，四肢远隔穴主要是施针。灸的时间为 20 ～ 30 分钟，留针时间为 10 分钟。

每次用穴 1 ～ 4 个，胸部选 2 个穴，上下肢各选 1 个穴。

产后 5 ～ 14 天之间是适宜的治疗时间，因为早期缺乳治疗效果比晚期者高，早期仅施术 1 ～ 2 次即可见效。

2. 疗程 多隔日 1 次或每日 1 次，5 ～ 7 次为一疗程。如 1 ～ 2 次效者，可再施术 2 次。如一疗程效果不佳者，可休息 3 ～ 5 日再做下一疗程。在临床上有治疗数十次才出现效果的，应耐心。

一般来说，经针刺后，乳汁分泌很快增加，针下反应越快则效果越好，反之则差。如有效而不能持久者，须继续治疗。

针灸还能退乳，有人报道针光明、临泣 4 例，有效。

第六节　躯体四肢痛证

一、胁痛

（一）病因病机

胁痛的病因有外伤、气滞、血瘀、肝郁、血虚等，病处在肝、胆二经，病机亦与肝、胆有密切关系。

（二）辨证论治

1. 肝气郁结证 胀痛，多由情志郁结而致；多兼胸闷纳呆（实）。取肝、胆、三焦经穴为主：期门（肝之募穴）、支沟（三焦经与足少阳经同气相求为火穴，实则泻子）、阳陵泉（足少阳经合穴，合主逆气而泄）、足三里（调胃气，治标）、太冲（肝之输、原穴，五脏有疾取其原）。此方有几个结合：①表里经结合。②同名经结合。③标本结合。④远近取穴结合。⑤上下肢取穴结合。

2.瘀血停滞证　刺痛，多由跌仆损伤而致；多兼痞块，夜剧痛（实）。取穴原则同上，特点是以近取为主，可以结合灸（虚）与放血（实）。取募穴期门、章门（肝经）、日月（胆经）配支沟、阳陵泉或加痞根。

3.肝阴不足证　隐痛，多由久病体虚而致；多兼心烦目眩（虚）。取穴原则同上，可去三焦经（虚者不必用）取肝俞（补肝阴）、肾俞（补肾阴，虚则补母）、期门（肝经，局部）、曲泉（肝水穴，补母）、行间（火穴，泻虚热）、足三里、三阴交（资后天生化之源）。

（三）胁痛病案

张某，女性，成人，痛在胁肋，游走不定，初病2年寝食如常，自今年入春以来常咳嗽气急，胁痛加剧，痛处固定于第11肋下，脉无异常，舌苔白滑，质红紫。

痛在胁肋，为肝经，《灵枢·五邪》云："邪在肝，则两胁中痛。"游走不定为风邪侵于肝经，风性善行，风与肝有特殊的亲和力。入春肝木升发太盛故疼痛加剧。病已2年，舌质红紫，邪以由经入络，经主气，络主血，是病已由气分进入血分。咳嗽引胁痛，苔白滑又兼痰饮为患。可见本病是风邪久踞肝络，并夹痰饮之证，治宜取风市（胆经，去肝络风邪）、支沟、阳陵泉、期门针，阿是穴拔罐以通络祛风，加经渠止咳祛痰。

二、坐骨神经痛

（一）概述

坐骨神经痛，即坐骨神经分布区内——臀部、大腿后侧、足小腿后外侧和足部外侧发生疼痛。

本病临床可根据病因分为以下两类：

1.原发性坐骨神经痛　即坐骨神经炎，多由寒冷刺激诱发。

2.继发性坐骨神经痛　多由腰骶椎间盘突出、椎关节病、肿瘤压迫等引起。

临床表现：多发于一侧，先出现腰骶痛或有僵直感，随即出现下肢痛，疼痛在持续性钝痛的基础上有发作性的加剧，在坐骨切迹、股后、腘窝、腓骨小头、外踝后有压痛点，平卧时，抬患肢可引起疼痛。

（二）辨证论治

本病相当于中医学"腰腿痛""腿股风"等范畴。兹按病因分四型述其辨证论治如下：

1. 寒湿证 因受凉冒雨、露卧、涉水、久居湿地等引起。症见下肢重着酸痛，患部畏凉喜热，遇阴雨则加剧，苔白脉紧等。治宜祛寒行湿、温通经络，取肾俞、腰阳关、风市、环跳、阳陵泉、委中、委阳、殷门、承扶、绝骨、昆仑、解溪、承山、申脉等穴针，腰臀痛点加拔火罐。

2. 湿热证 长夏感受湿热之气或寒湿久郁化热均可引起。症见腰腿痛伴有热感，小便短赤，舌苔黄腻，脉濡数等。治宜清热化湿，上方加内庭、阴陵泉等穴针。

3. 肾虚证 由肾精亏虚而发。症见面色少华，精神不充，腰腿痛而酸软无力，步履困难，遇劳则痛剧，脉沉细等。如偏阴虚，则有五心烦热、口燥咽干等症。治宜原方重用肾俞，加命门等穴针或灸。

4. 瘀血证 多由闪挫跌仆致气滞血瘀。症见痛如刺，有定处等。治宜行气活血，仍用寒湿证型之法治疗。可刺委中、委阳放血。

总之，本病的取穴原则如下：

1. 以足太阳、少阳穴为主，足阳明穴为辅。

2. 每次取穴应腰臀、大腿、小腿三处配合。

3. 阿是与远隔部取穴相配合。

（三）古法选介

《普济方》引澹寮方云："徐熙字秋夫，不知何郡人。时为射阳令，少善医方，名闻海内，尝夜闻有鬼呻吟声，甚凄苦。秋夫曰：汝是鬼，何所泣？答曰：我姓解名斯，家在东阳，患腰痛而死。虽为鬼而疼痛不可忍，闻君善术，愿相救济！秋夫曰：汝是鬼而无形容，何以措治？鬼曰：君但缚刍为人，索孔穴针之。秋夫如其言，为针腰眼四处，又针肩井二处，设祭而埋之。明旦，一人来谢曰：蒙君医疗，复为设祭，病除饥解，感惠实深。忽然不见。"这则故事虽涉荒诞，然其取穴之法实可师。

本书又介绍一治闪着腰疼因或本脏气虚腰疼法："刺任脉气海一穴，以圆利针，刺肥人针入一寸，瘦人针入五分，三补三泻，令人觉脐上或脐下满腹生痛停针。候二十五息，左手重按其穴，右手进针三息，又停针二十五息，根据前进针，令人觉从外肾热气上入小腹满肚，出针神效。"

《医学纲目》介绍治腰痛灸曲䐐两纹头，齐点火，俟火灭吹去。

（四）当代治验

1. 针刺法 按一般辨证取穴，有人报道治疗 97 例，痊愈者 57 例，认为椎间盘突出则疗效不佳。

2. 奇刺腕骨法 缪刺后留针 1 小时，云治数十人，疗效颇佳。

3. 穴位埋线法 治腰痛效。5 天 1 次，治疗 1 ～ 7 次。

三、红斑性肢痛症

（一）概述

本病为血管性功能异常病变，发病以男性居多，主症为两足足端阵发性发红疼痛，局部血管跳动增剧，表皮发热，并有水肿，遇热或两足下垂时加重，上肢较少见，每次发作历时数分钟至数小时，发作后皮肤呈绀色，有时汗液涔涔，晚间发作者较多。

（二）中医认识

本病当属中医学"痛风""痛痹"，多因湿热下注或阴火灼筋所致。

（三）当代治验

1. 针刺 取三阴交、太冲、太溪等穴，治 6 例，均愈。

2. 穴位注射 取解溪、足三里、昆仑等局部附近穴，用复合维生素 B 0.5 ～ 2mL，每次注射 1 ～ 4 穴，有人报道治疗 18 例，痊愈 8 例，显效 6 例，有效 2 例，效果不明 2 例，平均疗程 5 ～ 6 天。

第四章　针灸选方总论

针灸处方内容不外三个方面，即治疗工具（各种针灸工具或火罐等）、操作方法（如针灸的各种手法等）、穴位配伍。正确的处方是取得疗效的前提。如何使处方正确？那就必须注意三个选择：治疗工具的选择、操作方法的选择、穴位的选择。只有这三个选择正确，才能构成处方的正确。

第一节　治疗工具的选择

针与艾是针灸的两种主要工具，在临床上如何选择？主要有下列原则：

一、根据年龄、体质、部位而定

《针灸易学》云："针虽捷不如艾稳，艾虽稳不如针捷。"如气血两亏、年高少小之人，针不如艾也。一般来说，针偏于泻而灸偏于补，故体虚老少宜灸，灸较针为安全。咽喉、胸背乃重要脏器之处，故此等处亦宜灸。

二、根据疾病的新久轻重而定

《流注指要赋》云："浅恙新疴，用针之因；淹疾延患，着灸之由。"此与针偏于泻而灸偏于补有关。

三、根据疾病处所而定

《针灸大成》云："疾在血脉，非针刺不能以及；在腠理，非熨焫不能以达。"

四、根据疾病性质而定

这一点在前面论灸的适应证时已述及，这里补充如下。《扁鹊心书》云："阴证害人甚速，须加灸艾，方保无虞。"《普济方》云："用灸之理，凡以温之，而若病有因寒而得，或阴证多寒，或者风寒湿痹香港脚之病，或者上实下虚厥逆之疾，与夫劳伤痈疽及妇人血气、婴孺疳疾之属，并可用灸。"寒证、热证俱可针而唯灸更适用于阴盛阳虚的寒证，这是因为灸偏于温补阳气。

五、根据季节而定

《普济方》云："冬寒大旺，伏阳在内，皆宜灸之。"《针灸集成》云："治病大法，冬宜温宜灸。"

六、根据治疗情况而定

《医学入门》云："凡病药之不及，针之不到，必须灸之。"

必须指出，上述原则并非绝对的，临床上不必过于拘泥。针与艾可以分别采用，是否可以配合使用？这个问题，古人有不同意见：

1.主张配合　《千金翼方》云："明堂偃侧，针讫皆无不灸。凡病，皆由血气壅滞，不得宣通，针以开道之，灸以温暖之。"

2.主张不能配合　《神应经》云："《素问》内言针而不灸，灸而不针……后之医者，不明轩岐之道，针而复灸，灸而复针者有之。"《针灸大成》云："灸而勿针针勿灸，针经为此尝叮咛，庸医针灸一齐用，徒施患者炮烙刑。"《针经指南》云："问：针经云，灸几壮，针讫而复灸何也？答曰：针则针，灸则灸，若针而弗灸，若灸而弗针。"

我们认为后一说法是无稽的，临床上许多病证完全可以而且应该针灸配用，例如痹证、口眼㖞斜等。

另外，对于针与灸，古今医家经常有偏重的现象，如孙思邈、葛洪、窦材等均偏主用灸，张子和偏于用针，现在医者亦偏主用针……这些都是片面的。《备急千金要方》说得好："其有须针者，即针刺以补泻之，不宜针者，直尔灸之……若针而不灸，灸而不针，皆非良医也。"

第二节　操作方法的选择

刺灸的操作方法甚多，前已介绍。从针法来看，有补泻手法、取气手法等，灸法有艾炷与艾卷的不同，而艾卷灸又有雀啄、温和、热熨诸法，可以适当选择。

第三节　穴位的选择

选择孔穴，是根据病情（尤其是病所）按照"循经取穴"的原则而定的。

一、本经取穴

本经取穴，即经络所通，主治所及，病在何经，穴取何经之法。其可分为远部取穴、局部取穴、近部取穴三种。

1. 远部取穴 脱肛取百会（病在下，高取之），肝阳上亢头痛取太冲（病在上，下取之），左半身不遂取右侧穴（以右治左），口眼㖞斜向右侧而取左侧穴（以左治右）。目疾取肝俞（病在前，取之后），脊痛选水沟（病在后，取之前）。固然，头面躯干部的病变多用四肢腧穴，如牙痛用合谷，痛经取三阴交；而四肢部的疾患有时亦取头面躯干穴位，如下肢瘫痪取命门，肩膊疼痛取大椎。综上以观，远道取穴应用非常广泛，但是万变不离其宗——经络学说的指导。

2. 局部取穴 即在病变表现的部位取穴治疗，如脚气取悬钟、腹泻取天枢、头额痛取上星、月经痛取中极等。

汪石山认为：病在气分，如积聚游走不定，必远部取穴，如病在血分，沉著不移者，必用局部穴。其有道理。

3. 近部取穴 即在病所附近取穴，如鼻衄取巨髎、腹痛取章门等。

以上取穴是对病所有明显局限性的情况而言，有些病表现为全身性的，亦可按脏腑经络辨证施治，如疟疾可取少阳等经穴，感冒可取太阳及肺经穴。

二、异经取穴

各经络脏腑之间有密切关系，因而取穴亦可不必局限于本经取穴。

1. 表里经取穴 如肝病用胆经穴治疗，肝阳上升、目赤头晕取光明；胆病用肝经穴治疗，胆火上逆、呕吐苦水取蠡沟。临床上通常以络穴为主。

2. 按经脉交会取穴 如崩漏取隐白、三阴交，乃因是三阴经与任脉交会。

3. 按母子补泻法取穴 如肺虚取脾经穴补土生金，肺实取肾经穴以泻子。

总之，在一个处方中最好是各种取穴法均兼顾。从经脉来说，要把本经、异经结合起来；从部位来说，远部、近部、局部的配合也不可忽视。每处方一般取1～5穴为宜。

第四节　特定穴的应用

特定穴是十四经穴中具有特殊作用的腧穴，它与经络主要从纵的方面来指出穴位应用的准则不同，主要是从横的方面来揭示不同经孔穴的相同作用。

一、五输穴的应用

（一）部位

五输穴的所在部位多是手不过肘，足不过膝，十二经各有五穴。其有如下特点：

1. 五输穴是以井、荥、输、经、合来归纳的，这是利用自然界的水流动向为喻，以说明经气的流注由小到大、由浅入深。经气所出如水之源，故称"井"；经气流出如泉水微流，故称"荥"；经气灌注称"输"；经气所行为"经"；经气汇合为"合"。古人谓："所出为井，所流为荥，所注为输，所行为经，所入为合。"

2. 五输配五行均是按相生顺序推移，但阴阳经配五行有所不同，阴井属木而阳井属金，是阴木柔而阳金刚，刚柔相配之义。

（二）应用

1. 按经对症应用　《难经·六十八难》："井主心下满，荥主身热，输主体重节痛，经主咳嗽寒热，合主逆气而泄。"滑伯仁的解释是：心下满为肝木病，身热为心火病，体重节痛为脾土病，咳嗽寒热为肺金病，逆气而泄为肾水病。有人认为其"言脏不言腑"，未尽其义。

2. 按五行生克补泻　丁德用注《难经》云"井为木，是火之母；荥为火，是木之子。故肝木实，泻其荥"。合为水，为木之母，故又云"肝木气虚，补其合"。余类推。

3. 按时间应用　具体如下：

（1）按季节应用：《难经·七十六难》："经言春刺井，夏刺荥，季夏刺输，秋刺经，冬刺合……春刺井者，邪在肝；夏刺荥者，邪在心……"

（2）按时日应用：即子午流注针法。

二、原穴、络穴的应用

（一）部位

原穴、络穴大多位于腕踝关节附近，原穴、络穴《黄帝内经》《难经》说法不同，《灵枢·九针十二原》认为太渊、大陵、太冲、太白、太溪各二，加膏原鸠尾、肓原脖胦（气海）为十二原。十二原是根据《难经》而来。《难经·十六难》以十二经各一络加脾之大络及阴阳二跷各一络（未指阴阳二跷络为何穴）。十五络是根据《灵枢·经脉》而来。原与络字的含义：原为本原、原气之意，络有联络之义。

（二）应用

1. 原穴的应用

（1）五脏六腑病变可取所属原穴治疗，因为五脏有疾当出于十二原。

（2）原穴多用于治疗实证。如阳明有热之牙痛取合谷、冲阳；肺经痰盛喘咳取太渊等。

2. 络穴的应用

（1）按《灵枢·经脉》所指出的各络脉病证应用。

（2）表里经取穴用，如公孙穴脾胃病均治。

3. 原络配合应用　也称主客配穴法，即"主病取原，客病取络"。如肺病影响大肠，先刺太渊，后刺偏历；如大肠经先病而肺后病，则应取合谷为主，列缺为客。

三、俞穴、募穴的应用

（一）部位

俞穴皆在于背腰，募穴皆在于胸腹胁肋。背属阳，背部亦有五脏俞穴，此"阴病引阳"；腹为阴，腹部亦有六腑募穴，此"阳病引阴"。对于俞、募二字的含义，滑伯仁认为：募犹结募也，言经气之所聚于此也；俞犹委输之输，言经气由此而输于彼。

（二）应用

1. 俞穴的应用　寒热均宜。《素问·水热穴论》云："五脏俞旁五，此十者，以泻五脏之热也。"《针灸大成·五脏募穴》中提到李东垣的"治风寒之邪，治其各脏之俞"之说。从这里可以看出，五脏有疾多取背俞，此《难经》所谓"阴病引阳"，《黄帝内经》所谓"从阳引阴"之法。当然，六腑病亦可取俞穴治疗。

2. 募穴的应用

（1）多用以治疗六腑病：此即《难经》所谓"阳病引阴"，《黄帝内经》所谓"从阴引阳"之法。当然募穴亦可用于脏病。

（2）多用以治疗经气结聚之病：如肥气取期门，疟母取章门等。

俞穴、募穴在临床上常常互相配合，主要用于久病体虚者。

俞穴、募穴除了在治疗上应用以外，在诊断上亦有应用。

四、八会穴、郄穴的应用

（一）部位

八会穴亦以躯干部为多，郄穴则绝大部分在肘膝以下。会者，汇也，即人体组织精气聚会之处；郄者，隙也，即体内经脉经气深集之处。

（二）应用

1. 八会穴的应用 《难经·四十五难》云："热病在内者，取其会之气穴也。"其实，八会穴不限于治热病。

腑会中脘，乃胃为水谷之海，故治一切腑病。脏会章门，乃脾为后天生化之源，章门为脾募，故治一切脏病。筋会阳陵泉，肝主筋，肝胆相表里，故筋病宜之。髓会绝骨，属胆经，经以少阳主骨所生病者，故以之治髓病。血会膈俞，居心肝之间也，故治血病。骨会大杼，膀胱与肾相表里，肾主骨也，故骨病用之。脉会太渊，太渊属肺，肺朝百脉，故脉病宜取。气会膻中，膻中为全身之气汇聚之处，故气病宜之。

2. 郄穴的应用 郄穴可治本经重病、急病。兹按日本用法介绍如下：孔最治咯血、痔血，温溜治伤风、痈疔，梁丘治胃痛，地机治肠炎水肿，阴郄治心痛癫痫，养老治目眩耳鸣，金门治转筋惊搐，水泉治痛经阴挺，郄门治心痛胁痛，会宗治心痛肠痈，外丘治癫痫，中都治血崩疝气。

此外，在临床上，八会穴与郄穴可配合使用。

五、交会穴的应用

（一）部位

交会穴绝大多数分布于躯干头面部，是两经或数经交会的穴位，计有 90 余个。由于各书讲述不一致，这里按《针灸甲乙经》介绍：

1. 以两经交会者多，亦有四经交会者，如大椎、秉风、关元、中极。

2. 阳经穴只与阳经交会，如阳跷脉、阳维脉、带脉、督脉相交会；阴经穴只与阴经交会，如阴跷脉、阴维脉、冲脉、任脉相交会。

3. 除任、督有奇穴外，其余奇经八脉的穴位俱是会穴。

（二）应用

1. 当交会的部位有病变时，可取其所系经脉的腧穴治疗。如听宫为手太阳、手少阳、足少阳交会穴，耳病可用后溪、液门、侠溪。

2. 交会穴可治所属交会经脉病，如三阴交统治足三阴经病变。

六、八脉交会穴的应用

（一）部位

八脉交会穴分布于四肢腕踝上下，为奇经八脉配合的八个穴位。

（二）应用

1. 按其交会部位取穴　如胸腹痛取公孙、内关。

2. 按时取穴　如灵龟八法。

七、下合穴的应用

（一）部位

《黄帝内经》有"六合"穴的记载，这个"合"与五输穴之"合"，无论在含义上还是内容上均不同。此"合"字乃指六腑病可与下肢某些穴相应。下合穴均在下肢膝以下、踝以上。

（二）应用

《黄帝内经》许多地方提出"合治内腑"，如肠病取上巨虚即是。

第五节　经外奇穴、阿是穴的应用

一、经外奇穴

（一）定义

经外奇穴是指十四经361个孔穴以外的腧穴。

（二）应用

1. 局部取穴 如气喘治哮喘、鱼腰治目疾等，多系头面躯干部穴。

2. 远隔取穴 如二白治痔疮，中魁治呕吐，大、小骨空治目疾，中泉治胸闷等。此类穴多在四肢。奇穴虽未列入经络系统，然应用时应尽可能考虑用经络指导。如里内庭亦在足阳明，故治食积；肘尖位于三焦经，故治瘰疬等。

二、阿是穴

（一）定义

阿是穴，古名"天应""不定""散刺"，现代称"敏感点""压痛点"，日本有"扪当穴""奇俞""别穴"诸名。

"阿是"二字的含义，《汉书·东方朔传》师古注："今人痛甚则称阿。"《皇汉医学丛书·经穴纂要》云："师古唐人，盖当时有此声阿是，乃按而痛甚之处，为是之意也。"

阿是穴的取穴原则如下：

1. 患部取穴。

2. 痛点（或称敏感点）取穴。这个点可在患部，亦可在患部的远端，既可自觉出现，亦可由医者按之而得。

3. 除痛点外，凡麻、酸、热、舒适等感，按之或不按而得者，在其处针灸者亦称阿是。

（二）应用

阿是穴对某些病有较好的疗效。宋代王执中对此应用甚有经验，如他治白带，于带脉按之酸痛处施灸，提高了疗效。

临床上除了某些禁刺部位外，一般都可以根据情况用之。实践证明：只有把远隔取穴与阿是取穴结合起来，才能提高疗效。

假如一个患者出现的阿是穴太多，可取其最高过敏点或病灶的主要部位施术，重点突破。

《医学纲目》："浑身疼痛，但于痛处针，不拘经穴，须避筋骨，穴名天应穴。"说明病位广泛者可用阿是穴。

第五章　针灸选方各论

第一节　头面病证

一、头痛

（一）概述

头痛，亦称头疼，是头部疼痛的总称。病因有外感、内伤两类。根据受病部位的不同，其可分为太阳头痛、阳明头痛、少阳头痛以及足厥阴头痛、督脉头痛等。

（二）一般取穴

足阳明经、足太阳经、足厥阴经、足少阳经、手阳明经。目窗、天冲、风池、孔最、头维、大陵、昆仑、曲泉、飞扬、前谷、少泽、中渚、完骨、合谷、丝竹空、鱼际、四白、三焦俞、脑户、天柱、陶道、大杼、后溪、天池、命门、丰隆、太白、外丘、通谷、京骨、临泣、小海、承筋、头窍阴、强间、攒竹、承光、肾俞、五处、百会、上星、风府、阳溪、腕骨、中冲、阳陵泉、脑空、少海、神庭、后顶、阿是、足三里、列缺、关元、哑门、前顶、解溪、丹田、气海、曲差、率谷以及手足太阳、足厥阴经原穴等。

（三）辨证取穴

1. 头痛有太阳恶风脉紧　取通天、玉枕、风门、通谷。

2. 头痛而有少阳往来寒热者　取头窍阴、阳陵泉。

3. 头痛有自汗发热，恶寒，脉浮缓　取大迎、丰隆、解溪。

4. 头痛有少阴肾足寒气逆　取通谷。

5. 头痛有厥阴肝痰多逆冷　取曲泉。

6. 头痛有寒热　取水沟、神庭、神道、小海、承筋、阳陵泉、温溜、目窗、中渚、完骨、命门。

7. 头痛振寒 取胆俞、大杼。

8. 头寒痛 取合谷、攒竹。

9. 头痛身重恶寒 取风池、风府。

10. 头痛而热 取陷谷出血。

11. 头痛身热 取肾俞、颅息、命门。

12. 头痛发热 取外关。

13. 鼻塞头痛 取至阴、脑户、强间、百会、率谷、哑门、通天、肾俞。

14. 头痛颈项急，不能转侧 取风府、曲差、天柱、手太阳，不能俯仰取足太阳。

15. 头项强硬 刺后溪、承浆、风府、风池、合谷。

16. 头项俱痛 取百会、后顶、合谷。

17. 头痛项强，脊反折 取承浆、风府。

18. 头重痛 取脑户、强间、百会、率谷、玉枕、哑门、通天、列缺、太渊、肾俞、脑户。

19. 头强痛 取颊车、风池、肩井、少海、后溪、前谷。

20. 真头痛 灸百会，取天柱、太阳、内庭，刺颠顶出血。

21. 头痛难低 取申脉、金门、承浆。

22. 头顶痛 取外关、上星、百会、脑空、涌泉、合谷。

23. 正头大痛及脑顶痛 取百会、合谷、上星。

24. 耳后头痛 取脑空。

25. 头痛连齿，时发时止 灸曲鬓7壮，左痛灸右，右痛灸左。

26. 头目痛 取外关、后溪。

27. 头痛腰脊强 取神庭、上星、囟会、前顶、百会。

28. 头痛肩背急 取昆仑。

29. 头痛而面肿 取商丘、丰隆。

30. 头痛两颊青黄，晕眩，懒言欲吐 灸侠溪。

31. 厥逆头痛 取阳溪、阳谷、丰隆。

32. 肾厥头痛，连年不愈 灸关元、百会、囟会、丹田、气海，取肾俞、后溪、太渊、太溪、绝骨、内关。

33. 肾虚头痛 取外关、肾俞、百会、太溪、列缺、合谷、后顶、风池、足三里。

34. 风痰头痛 刺丰隆。

35. 头痛有风有热有痰 取腕骨、京骨、风池。

36. 头痛脉浮 刺腕骨、京骨；脉长取合谷、冲阳；脉弦取风池、阳池、风府。

37. 小儿食时头痛 灸谚语。

二、头风

（一）概述

头风主要包括：

1. 头痛经久不愈，时作时止者，多由风寒或风热外侵、痰瘀阻络而致。

2. 为头部感受风邪之总称，包括脑风等。

（二）一般取穴

和髎、神庭、囟会、上星、天牖、风门、昆仑、关元、关冲、五处、百会、脑空、天柱、神聪、后顶、前顶、上廉、下廉、颔厌、肾俞、攒竹、承光、丝竹空、瘛脉、眉冲、玉枕、承灵、风池、哑门、少海。

（三）辨证取穴

1. 耳后风头痛 取瘛脉、完骨。

2. 头风连目痛 灸上星、神聪、后顶。

3. 头风热痛 取合谷、五处、前顶。

4. 头风面赤 取解溪。

5. 头风而善呕烦满 取神庭、承光、解溪。

6. 头风重痛 取跗阳。

7. 脑风两角强痛 取率谷。

三、偏头痛

（一）概述

偏头痛，又称偏头风、头偏痛，是指头痛偏于一侧者，多由风邪袭于少阳或肝虚痰火郁结所致。其兼症不一，有连目痛或痛久损目者，有恶心呕吐者。

（二）一般取穴

前顶、后顶、颔厌、玉枕、悬颅。或灸两眼小眦（即目外眦）上发际各 1 壮。

（三）辨证取穴

1. 头项偏痛　取正营。

2. 头半寒痛　取玉枕。

3. 头痛连两目及齿　灸脑空 21 壮，再灸目窗 21 壮。

四、头肿

（一）概述

头肿，是指头部肿，包括头顶肿痛、头面肿等。

（二）一般取穴

脑户、前顶、上星、囟会。

（三）辨证取穴

1. 头面肿　取完骨、公孙。

2. 头顶肿痛　取曲差。

3. 小儿惊痫顶肿　取前顶。

4. 头风面赤肿　取前顶。

5. 头风面虚肿　取上星、天牖。

6. 头面肿引目外眦　取目窗。

五、面肿

（一）概述

面肿，指面部发肿。

（二）一般取穴

前顶、完骨、水沟、大迎、合谷、温溜、丰隆、承浆、阳交、陷谷、厉兑、天髎、风池、上星、囟会、公孙、阳陵泉、天枢、中府、解溪。

（三）辨证取穴

1. 面恶风寒而面颊肿　取巨髎。

2. 目眩面肿　取囟会。

3. 面痒肿　取迎香。

4. 寒疟面肿　取厉兑。

5. 面赤肿　取脑户、上星、囟会、前顶、风池。

六、颇痛

（一）概述

颇，同"腮"字，颇痛即腮痛。

（二）古法选介

本病名及针灸疗法始见于《黄帝内经》。《灵枢·杂病》云："颇痛，刺手阳明与颇之盛脉出血。"又曰："颇痛，刺足阳明曲周动脉见血，立已；不已，按人迎于经，立已。"

第二节　五官科病证

一、耳聋

（一）概述

耳聋，又名耳闭、聋瞶，是指不同程度的听力障碍，可由先天或外感、内伤等原因而致。其一般分为虚实二证，虚证多由气虚、血虚而致，实证多由风热、风寒、肝火而致。

（二）一般取穴

手小指、次指爪甲上与肉交者，足少阴、听宫、翳风、会宗、天容、合谷、外关、四渎、中渚、商阳、天髎、上关、阳谷、百会、束骨、后溪、风池、天窗、浮白、玉枕、颅息、耳门、脑空、肩贞。

（三）辨证取穴

1. 聋而痛　取手阳明。

2. 聋而不痛　取足少阳。

3. 耳聋而鸣　取商阳、下关、阳溪、关冲、腕骨、阳谷、肩贞、足窍阴、侠溪、液门。

4. 耳聋鸣兼头颔痛　取耳门、和髎。

5. 耳聋两颞颥痛　取中渚。

6. 颊颔肿耳聋　取侠溪。

7. 暴聋猝聋　取三阳络、液门、天牖、四渎、足窍阴。

8. 肾虚耳聋　取肾俞。

9. 头痛耳聋　取中渚。

10. 耳鸣耳聋　取上关、下关、四白、百会、颅息、翳风、耳门、颔厌、天窗、阳溪、关冲、液门、中渚、肩贞。

二、耳鸣

（一）概述

耳鸣，多因气血不足，宗脉亏虚，风邪乘虚随脉入耳，与气相搏而致。本病实证多由肝火上逆或痰火内扰而致；虚证多属肾阴亏损或中气下陷。

（二）一般取穴

耳前动脉，手中指爪甲上，左取右，右取左。补客主人，取手指爪甲上与肉交者。百会、颔厌、颅息、天窗、大陵、偏历、前谷、后溪、肩贞、完骨、商阳、浮白、和髎、上关、耳门、听宫、听会、阳溪、络却、腕骨。

（三）辨证取穴

1. 头旋耳鸣　取络却。

2. 头风耳鸣　取瘈脉。

三、耳痛

（一）概述

耳痛，又名耳底痛、耳心痛，可与听力障碍同时出现，多因肝胆风热、三焦相火炽盛，或风兼湿热、虚火等造成。

（二）一般取穴

上关、下关、四白、百会、颅息、翳风、耳门、曲池、颔厌、天窗、阳溪、关冲、液门、中渚等。

（三）辨证取穴

1.耳前痛　取少阳。
2.头风耳后痛　取瘈脉、完骨。

四、脓耳

（一）概述

脓耳，泛指耳窍化脓性疾病，多因劳伤气血，热邪乘虚而入所致。实证多属肝胆郁火及三焦湿热；虚证多为肾阴亏损，虚火上炎。

（二）一般取穴

针刺下关、耳门、风池、听宫；灸上关穴，每日3壮。

第三节　内科病证

一、气喘

（一）概述

喘，亦称喘逆、喘促、上气、喘息，通称气喘。其起病与肺肾有关，多由风寒痰饮，火邪壅肺，或素体虚弱，肾不纳气而成。

（二）一般取穴

三间、神门、谵语、不容、大钟、天府、云门、人迎、神藏、气户、步廊、足临泣、魄户、中府、天突、华盖、俞府、曲泽、浮白、解溪、水突、期门、或中、经渠、大陵、廉泉、鱼际、膏肓俞、肺俞等。

（三）辨证取穴

1. 太阳喘满痰实，口中如胶　针太溪。

2. 喘息喉中如水鸡鸣　取扶突、天突、天容、璇玑。

3. 大喘不得卧　取期门。

4. 喘气卧不安　取风门。

5. 咳喘　取鱼际、膻中、肺俞、肾俞、少商、大陵、曲泽、天突。

6. 喘逆上气　取气户。

7. 大气逆上，喘渴　取天容。

8. 肺喘　取肺俞。

9. 咳喘掌中热　取经渠。

10. 伤寒热喘　取三间。

11. 咳喘胸满不得食　取俞府、或中。

12. 喘逆烦满　取头维。

13. 咳喘肢肿　取商阳。

14. 喘不能行　取上廉。

15. 喘息呕沫　取天容。

16. 腹痛喘满　取昆仑。

17. 腹胀气喘　刺中脘。

18. 老人气喘　灸关元。

19. 哮喘　灸天突、中脘。

20. 逆气虚劳　灸绝骨。

21. 上气暴喘　取天突、华盖。

二、咳逆上气

（一）概述

咳逆上气，又名咳喘，指咳嗽气逆而喘。其多因外感六淫或痰饮内停，久病耗伤元气而成，发病多与肺、脾、肾有关。

（二）一般取穴

灸肾俞、魄户、气舍、谚谵、乳下一指许、大椎下五节六节骨间、中府、肩井、膻中。针曲泽出血。取然谷、天泉、陷谷、胸堂、章门、曲泉、天突、云门、肺俞、临泣、肩井、风门、行间、维道、天府、肺俞、肾俞、大包、俞府、神藏、气户、神门、库房、中府、周荣、期门、经渠、侠白、少商、大陵、太渊、足三里、太白、章门、屋翳、膏肓俞、膻中、天井、玉堂、天池、肩中俞等。

（三）辨证取穴

1. 咳逆上气，咽喉肿痛　取天突、气舍。

2. 上气喉鸣　取扶突、天池。

3. 咳逆上气，咽中鸣喘　取扶突。

4. 逆气咳嗽，咽冷声破　灸天突。

5. 咳逆上气，口鼻出血　取天府。

6. 气逆噫不止　取劳宫。

7. 咳上气数欠　取经渠。

8. 咳逆短气　取肩井、风门、热府、云门、巨阙、期门。

9. 短气不得息，不能言　取膻中、华盖。

10. 肺寒热，呼吸不得卧，逆气而咳　取魄户、太渊。

11. 咳逆寒热　取大陵、石门。

12. 咳逆上气，胸背痛　灸风门、热府、魄户、胸堂、巨阙、期门。

13. 咳逆上气，胸满多唾　灸肺俞、云门、彧中、石门、足三里、太溪。

14. 咳逆上气，舌干，胁痛腹胀　取尺泽。

15. 咳逆胸胁满　取库房。

16. 咳逆上气心烦　取紫宫、玉堂、太溪。

17. 咳逆上气不食　取俞府、神藏、维道，灸中府。

18. 咳逆上气呕沫　取天容、廉泉、魄户、气舍、谚谞、扶突、头维、行间。

19. 咳逆上气，不得坐卧　取云门。

20. 女子咳逆上气　取幽门。

21. 痫后咳逆　灸期门。

三、咳嗽

（一）概述

"咳嗽"二字本为同义。刘河间谓有声无痰谓之咳，有痰无声谓之嗽，遂分为二。其多因外邪犯肺，脏腑内伤及肺所致，临床分为风寒、风热、伤燥、痰饮等型。

（二）一般取穴

灸天容、关元、膻中、神道、灵台、尺泽等。针刺缺盆、膻中、巨阙、经渠、行间、少泽、心俞、库房、廉泉、天井、太渊、鱼际、列缺等。

（三）辨证取穴

1. 肝咳　刺太冲。

2. 心咳　刺神门。

3. 脾咳　刺太白。

4. 肺咳　刺太渊，取肺俞。

5. 肾咳　刺太溪。

6. 胆咳　刺阳陵泉。

7. 厥阴咳　刺大陵。

8. 寒咳吐血心痛　取阴郄。

9. 咳嗽唾血　取肩中俞。

10. 咳嗽，喉中鸣，唾血　取大钟。

11. 咳嗽衄血　取前谷。

12. 肺气不宣之咳嗽　取膻中。

13. 咳胸痛肺系急　取中府、前谷、廉泉。

14. 肺痿咳　取肺俞。

15. 咳而上气，喉中如水鸡声　取天突、天池。

16. 咳嗽唾浊 取尺泽、足三里。

17. 咳而少气 取廉泉。

18. 咳嗽上气 取膻中、经渠、解溪。

19. 风劳气咳嗽 取大杼。

20. 咳嗽不食 取太溪。

21. 久咳 取膏肓俞、肺俞、关元。

22. 咳而面赤热 取支沟。

23. 咳呕喘满 取鸠尾、前谷。

24. 久咳胸膈不利 灸中府。

25. 干咳呕满 取侠白。

四、痰饮

（一）概述

痰饮，古称澹（淡）饮，指体内有过量水液停留或渗注某处之病证。一般稠浊者为痰，清稀者属饮。其多由肺、脾、肾功能失调，水液输布失常所致。

（二）一般取穴

百会、膏肓俞、肺俞、脾俞、肾俞、水分、关元、足三里、中脘、支沟、神阙、膻中、大椎、膀胱俞等。

（三）辨证取穴

1. 痰饮心下坚积，冷热腹胀 灸上营。

2. 结积留饮，胸满食不消 灸通谷、胃俞。

3. 胸中痰饮，腹胀 取巨阙。

4. 痰积胸中满 取浮白。

5. 溢饮，胁下坚满 取中脘。

6. 膈胃寒痰 取率谷。

7. 痰闷 取胆俞。

8. 寒痰痰冷 取少冲。

9. 痰癖 取不容。

10. 涎沫出 取丝竹空、然谷、复溜、阴谷、下廉、少海、兑端、本神、通谷、商丘、上关、彧中、云门、库房、廉泉。

11. 痰饮吐逆汗出　取膈俞。

12. 痰多吐涎　取上营。

13. 饮渴多睡　取隐白。

14. 溢饮水道不通，溺黄小腹痛　取京门。

五、中风

（一）概述

中风，亦称卒中，有猝然昏仆，不省人事，或半身不遂等症。其由外风引起者称为真中风；由气、湿、痰、火等引起者称为类中风。临床分中脏、中腑、中经、中络等类型。其中中络口眼㖞斜已另有叙述，在此不赘。

（二）一般取穴

曲差、囟会、百会、本神、天柱、陶道、风门、心俞、肝俞、肾俞、膀胱俞、曲池、肩髃、支沟、合谷、间使、阳陵泉、阳辅、昆仑、上星、前顶、脑户、风府、液门、风池、五枢、巨虚、上廉、下廉、肩井、风市、足三里、绝骨、上关、下关、颊车、廉泉、耳门前。灸神庭、液门、关元等穴。

（三）辨证取穴

1. 中脏　取百会、风池、大椎、肩井、曲池、间使、足三里。

2. 中腑　取百会、曲鬓、肩髃、曲池、风市、足三里、绝骨。

3. 肝中风，口不能言，目连额微青等　灸水沟、大椎、肝俞。

4. 心中风，悲泣，闷乱汗出　取心俞、心俞旁1.2寸。

5. 脾中风，腹满，声不出　灸脾俞、手十指头、水沟、大椎、耳门前、耳门上下1寸、大指节上下。

6. 肺中风　灸肺俞。

7. 肾中风，腰痛等　灸肾俞。

8. 大肠中风，腹中雷鸣等　灸大肠俞。

9. 太阳中风，有无汗恶寒等症　针太阳、至阳出血，取昆仑、阳跷。其有汗恶风者针风府。

10. 阳明中风，有汗身热不恶风　针陷谷、厉兑。

11. 太阴中风，无汗身凉 刺隐白。

12. 少阴中风，有汗无热 针太溪。

13. 少阳、厥阴中风，肢节挛，麻木不仁 刺大敦、绝骨。

14. 中风不识人 灸季肋头 7 壮，灸神阙，刺临泣。

15. 中风不识人（风懿），偏枯 取阴跷。

16. 中风戴眼目上插 灸两目眦后 14 壮。

17. 中风半身不遂（风痱） 取百会、鬓际、阴跷、风池、肩髃、曲池、列缺、商丘、大巨、合谷、腕骨、环跳、阳陵泉、关元、巨虚、下廉、阳辅、上髎、照海。

18. 偏枯不语 灸百会、本神、承浆、风府、心俞、手五里、手髓孔、足五里、足髓孔、足阳明。

19. 中风筋急不能行 内踝筋急，灸内踝上 40 壮；外踝筋急，灸外踝上 30 壮。

20. 耳鸣 灸耳后 8 分许有孔，耳门前后，阳池上一夫两筋间。

21. 中风肘挛 取内关。

22. 卒中恶风，心烦闷 灸大指下横纹。

23. 中风腹中切痛 灸阴囊下第一横纹。

24. 中风支满，食不消，吐血 取肝俞。

25. 中风热 取内关。

26. 中风善怒 取劳宫。

27. 预防中风 急灸三里、绝骨 3 壮，常令两脚有灸疮，又灸百会、风池、大椎、肩井、曲池、间使。

六、眩晕

（一）概述

眩，眼花；晕，头旋。眩晕又称头眩，包括真眩晕和常见的头晕眼花。外感六淫、内伤气血脏腑皆可致病，以风火、湿痰、正虚者居多。

（二）一般取穴

百会、通里、上星、囟会、天牖、风门、中渚、承泣、昆仑、陶道、天柱、脑空、目窗、神庭、关元、关冲、强间、率谷、玉枕、支正、上关、三焦俞、涌泉、风池、临泣、谚谵、大杼、束骨、鱼际、大都、解溪、曲泉、飞扬、前谷、少泽、颔厌、申脉、五处、攒竹、承浆、四白、神聪、后顶、前顶、侠溪、阳谷等。

（三）辨证取穴

1. 眩晕呕吐　针风府。

2. 风头眩，善呕，烦满　取神庭、承光。

3. 头目眩，脑重鼻塞　取百会。

4. 身热目眩　取风门。

5. 风眩项痛，头强寒热　取完骨。

6. 头痛目眩，项强急　取风府。

7. 风眩鼻塞，不识人　取当阳、临泣。

8. 头重目眩　取通谷。

9. 头眩耳鸣　取络却。

10. 目眩循眉痛　取肝俞。

11. 目眩头痛目赤　取丝竹空。

12. 目眩远视　取天府。

13. 头风目眩泪出　取神庭。

七、心痛

（一）概述

心痛，为脘部及心前区疼痛的病证，包括真心痛、注心痛、厥心痛、九种心痛等，多因饮食失节、饥饱劳倦、脾胃虚寒、气滞血瘀、情志郁结等导致。

（二）一般取穴

足三里、心俞、膻中、肝俞、中脘、建里、膈俞、鱼际、支沟、太溪、然谷、通谷、巨阙、太仓、神府、肾俞、复溜、大陵、云门、郄门、曲泽、间使、侠白、厥阴俞、神门、临泣、下脘、上脘、督俞、行间、阴郄等。灸中脘、太溪、昆仑、手中指端；以口吻长度量心厌下，度头是穴；巨阙左右各 1 寸；腕、臂横纹；虎口赤白肉际等穴。

（三）辨证取穴

1. 脾心痛，发而欲死，如锥刺心　急灸左命关；取然谷、太溪、支沟，灸膈俞。

2. 肾心痛，与背相控 取京骨、昆仑、然谷、天突、十椎、胃脘下俞。

3. 胃心痛，腹胀胸满 取大都、太白。

4. 肝心痛，色苍然如死 取行间、太冲。

5. 肺心痛，卧若徒居 取鱼际、太渊。

6. 心痛引腰脊，欲呕 取足少阳。

7. 心痛引背部不得息 刺足少阴、手少阳。

8. 心痛引小腹满，便溲难 刺足厥阴。

9. 心痛腹胀，大便不利 取足太阴。

10. 心痛上抢心 取建里、涌泉、腹结、行间。

11. 暴泄心痛腹胀 取大都、太白。

12. 心痛干呕 取侠白、极泉。

13. 女子心痛而吐 取幽门、期门。

14. 心痛而呕 取章门。

15. 霍乱心痛 取中脘。

16. 心痛唾血 取太渊、巨阙。

17. 心痛，衄血呕血，惊恐 取郄门。

18. 厥心痛，胀满不食 取鸠尾。

19. 寒热心痛而咳 取心俞。

20. 心痛而寒 取少冲、商丘。

21. 腹满心下寒痛 取商丘。

22. 心痛暴恶风 灸巨阙。

23. 面赤心烦痛 取龈交。

24. 卒痛烦心 取巨阙、心俞、中脘、通里、尺泽、灵道、关冲、阴郄。

25. 胸心痛 取膻中、天井。

26. 胸痹心痛 取临泣、天井，灸膻中。

27. 心腹胸满痞痛 灸肝俞、天井。

28. 胸胁满心痛 灸期门。

29. 心痛肺胀，胃气上逆 取太渊。

30. 心痛短气 取手太阳、期门、长强、天突、侠白、中冲、然谷。

31. 心痛厥逆 取尺泽。

32. 喘息心痛 取章门。

33. 心痛善惊　取曲泽。

34. 心痛冷气上　灸龙颔（鸠尾上寸半）。

35. 胃脘暴痛　取膈俞。

36. 卒心痛　取大敦、内关、石门、间使、少冲、巨阙、下脘、通谷、足太阴、神府、足厥阴等。

37. 心切痛，噫酸　取不容、期门、足大趾次趾内横纹中。

38. 心痛有虫　取上脘。

39. 心痛难俯仰　取中脘。

八、腹胀

（一）概述

腹胀，多因湿热蕴结肝胆、寒湿困脾、情志郁结、气滞不行、脾虚、食积、虫积、便秘、积聚等引起。

（二）一般取穴

大敦、解溪、血海、商丘、中膂俞、膈俞、肾俞、太白、巨阙、绝骨、漏谷、听宫、陷谷、行间、曲泉、足三里、章门、厉兑、内庭、阴谷、络却、昆仑、商丘、谚谞、府舍、鱼际、太溪、京门、期门、巨阙、上营、阴陵泉、隐白、肝俞、胞肓、悬钟等。

（三）辨证取穴

1. 心胀　取心俞、列缺。

2. 肺胀　取肺俞、太渊。

3. 肝胀　取肝俞、太冲。

4. 脾胀　取脾俞、太白。

5. 肾胀　取肾俞、太溪。

6. 胃胀　取中脘、章门、肾俞、水分。

7. 大肠胀　取天枢。

8. 小肠胀　取中髎。

9. 膀胱胀　取曲骨。

10. 胆胀　取阳陵泉。

11. 五脏六腑胀 取足三里。

12. 小腹胀满 取足厥阴、然谷。

13. 小腹胀满，烦渴 取大巨。

14. 小腹坚急 取胞肓。

15. 小腹胀满，呕沫喜唾 取幽门。

16. 小腹满引阴中痛 取水道。

17. 少腹积聚坚满 取中极、膀胱俞、下脘、三焦俞、委中、悬枢、商曲、期门、冲门、巨阙、水分。

18. 心下积聚胀满 取上脘、肝俞。

19. 心下胀满上气 取五里、天枢、中脘。

20. 心下寒痛，腹满 取商丘。

21. 心胀满 取胆俞。

22. 心寒胀满不食 取鸠尾、冲门、中极。

23. 胀满不安，胁下满 取阳陵泉。

24. 腹胁气胀 取地机、膈俞。

25. 胸腹满 取神堂。

26. 腹胀，气冲胸 取天枢。

27. 腹满胃中热，不食 取悬钟。

28. 腹中气胀引脊痛，食多而瘦 取脾俞、大肠俞。

29. 腹胀不嗜食 取冲阳、阴陵泉、脊中、中府。

30. 腹胀食不化 取太白、公孙、足太阴、上脘、中脘、下脘。

31. 腹满伤食 取期门。

32. 便难，大便坚，腹满 取大钟、中脘、足少阴。

33. 腹胀下利 取中髎、阳纲、三阴交、意舍。

34. 腹胀肠鸣 取隐白、巨虚、上廉、天枢、漏谷、阴都、胃俞、膺窗、章门、大肠俞、太白、公孙、神阙、阴交、三间、承满、三焦俞。

35. 腹胀喜呕 取隐白。

36. 腹胀欲呕，时泄 取三焦俞。

37. 振栗腹胀 取尺泽。

38. 寒气入腹腹胀 取关元、中极、冲门。

39. 寒热膜胀 取京门。

40. 胃寒胀，体瘦，呕吐 取胃俞。

41. 腹中热胀 取气冲。

42. 热病腹烦满 取大都。

43. 腹胀满，痛引阴中 取水道。

44. 腹胀满，不得息 取气冲。

45. 腹暴满 取昆仑。

46. 腹胀满积气 取关门。

47. 腹胀水肿 取胃俞、脾俞。

48. 腹胀，喘 取隐白、尺泽。

49. 腹满疝积 取石门。

50. 少气腹中满 取阴市。

51. 腹满虚胀 取意舍。

九、腹痛

（一）概述

腹痛，外感六淫、饮食不节、七情所伤、气机郁滞、血脉瘀阻、虫积食积等均可致病。其痛在大腹者，多属脾胃；痛在脐腹者，多属大小肠；痛在脐中者，多属肾与膀胱；痛在脐两侧者，多与肝经有关。

（二）一般取穴

刺脐下左右动脉，不已，刺气街。取太白、温溜、漏谷、中脘、膀胱俞、下脘、太溪、大杼、中封、肾俞、承筋、阴包、承山、大敦、足三里、肝俞、蠡沟、照海、下廉、丘墟、中都、五枢等。

（三）辨证取穴

1. 腹中尽痛 取天枢、外陵。

2. 肠痛 取太白、漏谷、商曲、建里、大肠俞。

3. 小腹痛，小腹及脚拘急 针泻气海。

4. 少腹坚痛引阴中 取石门、商曲。

5. 少腹热偏痛 取关元、委中、照海、太溪。

6. 少腹疝，腹中切痛 取气海。

7. 少腹拘急痛 取水分、石门。

8. **风入腹中，少腹痛**　取涌泉。

9. **小腹偏痛，呕逆**　取阴郄。

10. **小腹积聚痛**　取中极。

11. **小腹热偏痛**　取太溪。

12. **腰引小腹痛**　取太冲。

13. **小腹痛，中热喜寐，小便不利**　取大敦。

14. **妇人小腹痛，经水不调**　取带脉、曲泉。

15. **脐下痛**　取关元、阴交。

16. **腹痛绕脐切痛**　取曲泉、腹结、上廉、四满、大肠俞、中封、水分、神阙、天枢、关元、石门。

17. **脐下痛**　灸天枢，针补关元。

18. **绕脐痛抢心**　取腹结。

19. **肠中切痛而鸣，当脐痛**　取巨虚、上廉。

20. **脐下热痛，小便黄**　针泻横骨。

21. **腹痛心如悬，引脐腹**　取外陵。

22. **心下胀痛，上气**　取五里。

23. **胃脘痛，腹积聚**　取膈俞、阴谷、商曲。

24. **身热腹痛**　取气冲。

25. **寒热腹痛雷鸣**　取肾俞。

26. **腹中热痛**　取中极、行间。

27. **暑月腹痛**　灸脐下3壮。

28. **寒气满，腹中积痛**　取冲门、隐白。

29. **腹厥痛**　取复溜。

30. **腹痛欲泻**　取三焦俞。

31. **便脓血腹痛**　取腹哀。

32. **大便干，腹切痛**　取肓俞。

33. **卒腹痛**　灸足趾头14壮。

34. **腹满暴痛**　取巨阙、上脘、石门、阴跷。

35. **腹中切痛**　取肓俞、四满。

36. **腹切痛兼胸痛**　取丰隆。

37. **腹疗刺痛**　取上脘。

38. **腹弦急，不食，痛如刀刺**　取不容。

39. 腹中满痛，汗出　取巨阙、上脘、石门、阴跷。

40. 腹中相引痛　取太溪。

41. 肠鸣腹痛　取温溜、足三里、陷谷、漏谷、阳纲、上廉、太白、督俞。

42. 腹痛不食　取鱼际、脾俞。

43. 腹痛喘暴满　取昆仑。

44. 腹皮痛瘙痒　取鸠尾。

45. 女人腹痛　取天枢、石关。

十、吐血

（一）概述

吐血，指血随呕吐而出，包括上消化道出血等。其可由郁怒、伤食、伤酒、劳倦等原因，致脏腑热盛，阴虚火旺，或气虚脾寒等所致。

（二）一般取穴

郄门、上脘、不容、大陵、太渊、神门、太冲、行间、鱼际、胸堂、脾俞、间使、胃俞、天枢、肝俞、劳宫、肩俞、太溪、阴郄、五里、紫宫、石门等。

（三）辨证取穴

1. 上气呕血　取神门、太渊、曲泉。

2. 上气咳逆吐血　灸肺俞。

3. 吐血振寒嗌干　取太渊。

4. 短气呕血，胸背痛　取行间。

5. 肩胁痛，心痛，呕血　取不容。

6. 心下有膈，呕血　取上脘。

7. 膈气吐血　取承满。

8. 吐血呕逆　灸手心主（中冲穴）。

9. 腹痛雷鸣吐血　灸天枢。

10. 虚劳吐血　灸胃脘。

11. 内伤不足　取三阳络。

12. 呕血面唇色白　取太冲。

13. 惊痫吐血　取巨骨。

14. 吐血酸削　灸肝俞。

十一、唾血

（一）概述

唾血，是指血液随唾液而出，可有咳嗽或无咳嗽。其多因脾不统血，阴虚火旺，脾不藏血等所致。

（二）一般取穴

可泻鱼际，补尺泽，针心俞。或取胸堂、脾俞、间使、胃脘、天枢、肝俞、劳宫、孔最、曲泽、肺俞、承满、肩中俞、大钟、库房、屋翳、缺盆、巨阙、肩中俞、然谷、鸠尾等。

（三）辨证取穴

1. 唾血振寒　取太渊、神门。

2. 上气咳逆唾血　灸肺俞，取库房、中府、周荣、尺泽。

3. 内损唾血　刺地五会。

十二、便血

（一）概述

便血，又称下血，是指血从肛门而出。其因火热迫血妄行，湿毒蕴结大肠，风邪结于阴分，脾胃阳虚等所致。一般将先便后血称为远血，先血后便称为近血，血色紫暗称为脏毒。这里不包括便血见于痢疾、痔疮等。

（二）一般取穴

灸二十椎、膈俞；量脐心与脊骨平于脊上灸7壮，再发再灸。又取隐白、复溜、太冲、会阳、下髎、劳宫、长强。

（三）辨证取穴

1. 胸胁痛，便血　针劳宫。

2. 脱肛泻血　灸百会、龟尾（脊端穷骨）3壮。

十三、尿血

（一）概述

尿血，又称溺血、溲血，是指小便出血。其多因肾阴不足或心肝火旺，下移小肠；脾肾两亏，血失统摄所致。

（二）一般取穴

刺足太阴经井穴隐白，七椎旁 5 寸。灸关元、大敦。取肾俞、劳宫等。

（三）辨证取穴

1. 胸胁痛，尿血　针劳宫。
2. 虚劳尿白，白浊　灸脾俞、三焦俞、肾俞、章门。
3. 下焦虚，小便血　灸丹田、关元。伤中尿血，取关元。
4. 尿血阴痛精出　灸列缺。

十四、劳瘵

（一）概述

劳瘵，又名骨蒸、劳极、尸劳、尸注、传尸、痈殜、复连、转注、鬼注等。其多由于劳伤正气而感劳虫所致，可见潮热、盗汗、咳嗽、咯血、舌红、脉数等症。虚劳，乃劳瘵之轻者。

（二）一般取穴

多用灸法，取用两乳边斜下 2 寸第 3 肋间、脐下、关元、脊骨与脐相对处、腰眼、膏肓俞、四花、患门、足三里、肩井、大椎、支正、谚谞、肾俞、丹田、气海等。

（三）辨证取穴

1. 五尸，有腹胀，气上冲胸，傍攻两胁等症　灸乳后 3 寸，拇指头，心下 3 寸，乳下 1 寸。以两乳间长度一半量乳头外，当肋处灸。又灸七椎，心下 1 寸等处。

2. 食症 灸小指头。

3. 五毒症，不能饮食 灸心下3寸。

4. 水症，口中涌水，食后吐水 灸肺俞、三阴交、期门。

5. 饮食不为肌肤 取漏谷、胃俞、脾俞、下廉。

6. 食多羸瘦，腹胀 取脾俞、大肠俞、三焦俞、胃俞。

7. 不思食，腹胀，面黄 灸中脘。

8. 寒热喘满，虚烦口干 取肺俞。

9. 虚劳肺痿 取魄户。

10. 虚乏冷 灸曲骨。

11. 面黑体瘦，体倦 取气海。

12. 虚劳羸瘦，耳聋 取肾俞。

13. 羸瘦体热 取脑空。

14. 日见瘦 取下脘。

15. 肾虚 取肾俞、中膂俞、阳跷。

16. 阳虚失精绝子 取中极。

17. 五脏虚劳，小腹弦急 灸肾俞。

18. 产后热不退，恐渐成劳瘵 灸脐下。

十五、虚劳

（一）概述

虚劳，包括因气血脏腑虚损而致的多种虚证。

（二）一般取穴

灸膏肓俞、命门、关元等。

（三）辨证取穴

1. 五脏虚劳 灸肾俞。

2. 脏气虚惫，真气不足，下元虚冷 灸气海、丹田。

3. 五脏虚竭，失精 灸曲骨，取膏肓俞。

4. 五劳羸瘦，七伤虚乏 取足三里、肩井。

5. 男子五劳七伤，腰痛大，便难，小便淋沥 取中髎。

6. 五劳七伤，颈项强　取大椎。

7. 阳虚失精绝子　灸中极。

8. 虚劳羸瘦耳聋肾虚　取肾俞。

9. 食多身瘦，泻痢体重　取脾俞。

10. 羸瘦不嗜食　取胃俞。

11. 面黄腹胀不思食，脾肾虚损　灸中脘。

12. 虚劳羸瘦　取下营、胃俞、脾俞、下廉。

13. 羸瘦虚损，上气咳逆　取膏肓俞。

14. 虚劳肺痿　取魄户。

15. 虚劳四肢力弱　取支正。

16. 劳损虚乏不得睡　取谚谑。

17. 劳疾羸瘦，体热，颈项强　取脑空。

十六、盗汗、自汗

（一）概述

盗汗，亦称寝汗，指入睡后出汗，醒后即收，多属虚劳之证，尤以阴虚多见。自汗，为"无问昏醒，浸浸自出"者，可因气虚、阳虚、血虚、痰阻、伤湿等所致。

（二）一般取穴

盗汗，取大椎、冲阳等；自汗，取玉枕、膈俞、阴跷、缺盆、冲阳、列缺、肺俞、心俞等。

（三）辨证取穴

1. 盗汗寒热恶风　取肺俞、阴都，灸长平（夹脐旁2寸半）。

2. 自汗汗出，颈项痛，历节汗出　取风池、涌泉、颔厌、后顶。

3. 汗出而寒　取少商。

4. 汗出寒热　取五处、攒竹、上脘、缺盆、中府。

5. 骨寒热，汗出不止　取复溜。

6. 心痛汗出　取大敦。

7. 汗出而衄　取承浆。

8. 汗出呕痉　取百会。

十七、遗精

（一）概述

遗精，又名失精，有梦遗和滑精之分。有梦而遗，谓之梦遗；无梦自遗，谓之滑精。其多因烦劳过度、心火亢盛、心肾不交或房事不节、肾元亏损、精关不固而致，亦有因下焦湿热、痰湿下注或病后虚弱而遗者。

（二）一般取穴

梦遗可取关元、巨阙、三阴交、肾俞、中封、膏肓、志室。滑精可取屈骨端（横骨中央）、中封、绳量大椎至尾骨中点、至阴、曲骨、中极、志室等。一般多采用灸法。

（三）辨证取穴

1. 虚劳尿精　灸七椎、十椎、十九椎两旁各 3 壮，灸阴陵泉、曲泉、阳陵泉。

2. 溺血精出　灸列缺 50 壮。

3. 失精阴上缩，茎中痛　灸大赫。

4. 小便不利，失精　取中极、蠡沟、漏谷、承扶、至阴。

5. 小便淋沥，失精　取志室。

6. 膝胫冷痛，失精　灸曲泉。

7. 胻酸不能久立，精溢　取然谷。

8. 耳聋腰痛失精　灸京门。

十八、癥瘕积聚

（一）概述

癥瘕，即腹腔内痞块。有形而坚硬不移者谓之癥，聚散无常而游移不定者谓之瘕。腹内积块，固定不移者，谓之积；腹中气聚，攻窜胀痛者，谓之聚。常由情志抑郁、饮食内伤、正气不足、气滞血瘀痰凝等引起。此外，还有疝、癖等名，乃指生于腹两侧或两胁的包块。又：积聚，《难经》分为五脏之积：心之积在心下，名伏梁；肺之积在胁下，名息贲；肝之积在左胁，名肥气；脾之积在胃脘，名痞气；肾之积在腹部上下不定，名奔豚。因奔豚有专条，此处不赘。

（二）一般取穴

灸内踝后宛宛中、气海、天枢、胃俞、上营、膈俞、阴谷、商曲、太阴郄、膀胱俞、冲门、府舍、脾俞、章门、中脘、肺俞、三焦俞、肝俞等。

（三）辨证取穴

1. 腹积聚，时切痛　取商曲。

2. 腹中积上下行　取悬枢、解溪等。

3. 少腹积聚　取劳宫。

4. 积聚腹痛　取冲门、商曲。

5. 积聚冷胀心下坚　取上脘、中脘。

6. 积聚坚结　取膀胱俞。

7. 心坚满，积如盘　取石关。

8. 积聚气　取章门。

9. 积聚黄疸　取脾俞。

10. 心下大坚　取肓俞、期门、中脘。

11. 环脐坚痛，两丸缩　取太冲。

12. 胁下积聚，咳逆　取期门。

13. 积气胁下　取梁门。

14. 积气腹鸣，泄泻不食　取关门。

15. 气结成块　取气海、章门。

16. 气结腹痛　取阴交。

17. 积气成噎　取膻中。

18. 积气　取不容、足三里。

19. 胸下积气　取梁门。

20. 积气上冲于心　取中极。

21. 腹满坚痞不食　取足三里。

22. 疝积胸中痛　取天容、中极。

23. 大疝腹坚　取丘墟。

24. 疝瘕小便不利　取阴陵泉。

25. 疝瘕在胞中　取太溪。

26. 疝瘕　取冲门、四满、不容、中极、府舍、丘墟、关元、间使、阴陵泉、太溪、不容。

27. 瘕聚　灸气海、天枢。

28. 腹坚大如盘，食不消，妇人癥聚　灸三焦俞，取关元。

29. 小腹癥疝，水谷不化　针补关元。

30. 溏瘕　取地机。

31. 血瘕　取曲泉。

32. 疝瘕腹痛，积聚　取府舍、四满。

33. 痃癖膈痛　取膈俞、足三里、太溪、府舍。

34. 痃癖膝股内痛，小便不利　取三阴交。

35. 痃癖积聚　取脾俞。

36. 腹满痃癖不食　取不容。

37. 癖块　取下脘。

38. 癖块坚硬，腹痛不食　取下脘。

39. 寒癖结气　取中脘、漏谷。

40. 小儿癖　灸两乳下1寸。

41. 伏梁奔豚　取中脘。

42. 伏梁　取上脘、中脘。

43. 息贲　取期门、缺盆、鸠尾。

44. 息贲时唾血　取巨阙。

十九、奔豚

（一）概述

奔豚，为五积之一，属肾之积，症见有气从腹上冲心胸、咽喉，发时或有腹痛。其多由肾脏阴寒之气上逆，或肝经气火冲逆所致。

（二）一般取穴

气海、关元、中极、四满、期门、阴交、石门、章门、中脘、归来等。

（三）辨证取穴

1. 奔豚上抢心　取中极、关元。

2. 奔豚心烦不食　取上营、巨阙。

3. 奔豚腹腰相引痛　灸中府。

4. 奔豚腹肿　灸章门。

5. 奔豚腹胀小腹肿　取阴交、石门、关元、中极、归来、期门、章门、天枢。

6. 奔豚引腰脊痛　取气穴。

7. 奔豚溺血腹泻　取关元。

8. 妇人奔豚　取关元、中极、阴交、石门、四满、期门。

二十、消渴

（一）概述

消渴，又名消瘅、三消，指以多饮、多食、多尿为特征的病证。其多因过食肥甘，饮食失宜，情志失调，劳逸失度，脏腑燥热，阴虚火旺所致。消渴分为上、中、下三消，其中上消以口渴为主，中消以饮食多为主，下消以尿多为主。

（二）一般取穴

取承浆、意舍、关冲、然谷、隐白。灸小肠俞、气海、关元。

（三）辨证取穴

1. 消渴身热目黄　取意舍。

2. 兼寒热　取曲池。

3. 喉干善渴　取太冲。灸胃脘下俞。

4. 消渴口干烦闷　灸足厥阴、阳池。

5. 消渴食不下　取劳宫。

6. 消渴心烦而渴　取商丘。

7. 消渴咳逆　灸手厥阴。

8. 上消　灸气海、关元。

9. 中消　灸关元。

10. 饮食不为肌肤　取漏谷、胃俞、脾俞、下廉。

11. 下消　灸小趾头及颈椎、脾俞、肾俞、腰眼、关元、阴市、伏兔上3寸、曲泉、阴谷、阴陵泉、复溜、太溪、中封、然谷、大都、太白、行间、大敦、隐白、涌泉、水道、鬼哭等。

《备急千金要方》《外台秘要》均称消渴百日以上者禁针灸，否则易成痈疽而死。

二十一、脚气

（一）概述

脚气，古名缓风，又称脚弱，多因外感湿邪风毒，或饮食厚味积湿生热，流注于脚而成。其有干脚气（不肿）、湿脚气（有肿）、脚气冲心（有心悸、气喘、呕吐甚至神志恍惚等症）等类型。

（二）一般取穴

多用灸法，取风市、肩髃、曲池、足三里、绝骨、伏兔、犊鼻、膝眼、上廉、下廉、梁丘、解溪、太冲、阳陵泉、昆仑、阴陵泉、三阴交、复溜、然谷、涌泉、承山、束骨、百会、风府、气端（十趾端）、大椎、肩井、膻中、巨阙、中都、阳辅、条口、曲泉、少阳维（内踝后 1 寸）、太阴（内踝上 8 寸）、太阴跷（内踝下宛宛中）、承筋、脏腑募穴等。

（三）辨证取穴

1. 脚气哕逆　灸涌泉。

2. 脚气寒热如疟，背痛　灸委中。

3. 初发转筋　灸承筋、承山。

4. 心腹气定，两髀外连膝痛　灸膝眼。

5. 脚十趾酸痛，渐入跌上　灸趾头正中肉际。

6. 大小趾侧痛，上入髀腹　随痛处灸 3 炷。

7. 脚胫内稍不仁　灸三阴交。

8. 脚气上入少腹不仁　灸足三里、绝骨。

9. 脚气攻心，感患处刺痛　灸痛处 3～5 壮。

10. 若已灸脚而胸中气犹不下，满闷　灸间使。

11. 气上冲心　灸手心 3～7 壮。

12. 心胸气满，急欲死　灸足心当中 7 壮。

第四节　躯体四肢痛证

一、痹证

（一）概述

痹证，是指风寒湿邪侵袭肢体而致的疼痛、麻木的病证。由风邪引起者称为行痹，由寒邪引起者称为痛痹，由湿邪引起者称为著痹。

（二）一般取穴

痹证的原因多而侵犯的部位不一，除《圣济总录》提到"痹，会阴及太渊、消泺、照海主之"及《扁鹊心书》提到"风寒湿三气合而为痹……治法于痛处灸五十壮自愈"外，几乎都是辨证处方。

（三）辨证取穴

1. 风痹　取阳辅、阳关、委中。

2. 风痹头重　取跗阳。

3. 风痹肘臂痛　取天井。

4. 风痹肘不举　取肩贞、尺泽。

5. 风痹项痛肩背急　取消泺。

6. 风痹膝内痛　取膝关。

7. 风湿痹　取委中、下廉、环跳。

8. 湿痹　取条口、列缺、丰隆。

9. 湿痹胫酸、足干热　取三阴交、条口。

10. 湿痹流肿，筋急胫痛　取悬钟。

11. 湿痹不能行　取漏谷。

12. 湿重身体不仁　取中封、京骨、绝骨。

13. 足湿痹不能行　取中都、委中。

14. 寒痹，膝不仁，不屈伸　取髋关。

15. 痹洗淅振寒　取临泣。

16. 骨痹，髀枢膝不仁　取阳交、阳陵泉。

17. **骨痹举节不用而痛**　取三阴经补之。

18. **骨痹烦满**　取商丘。

19. **足痹**　取阳陵泉。

20. **痹胫重跟痛**　取巨虚、下廉。

21. **痹不仁**　取中渎。

22. **卒痹病引髀下节**　取曲泉。

23. **髀枢痛，膝胫骨摇，酸痹不仁**　取绝骨。

24. **胫痹不仁**　取阳关、环跳、承筋。

25. **酸痹不仁，髀枢痛**　取绝骨。

26. **腰胁相引痛急，痹不仁**　取环跳。

二、背痛

（一）概述

背痛，多因风寒湿热之邪侵袭太阳经，经脉涩滞等所致。如因脏腑疾病引起者，除有各脏腑见症外，相应部位常有压痛。

（二）一般取穴

针补命门、魄户。灸巨阙、胸堂及膏肓俞附近按之微疼处（阿是穴）。

（三）辨证取穴

1. **背痛不得俯仰**　取志室。

2. **背膊急**　取大椎。

3. **背痛引头**　取附分。

4. **背痛引肩**　灸膏肓、肩井。

5. **背痛身热**　取三焦俞。

6. **背痛胸有瘀血**　取巨骨。

7. **背痛恶寒**　取膈关、秩边、京骨、膈俞、意舍。

8. **胸背痛**　取丘墟、经渠、不容、鱼际、谚语。

9. **胸胁彻背痛**　取云门。

10. **背急痛引胁下，筋挛**　取颈椎下夹脊，按之痛应手处。

三、胁痛

（一）概述

胁痛，是指胁肋一侧或两侧疼痛的病证，发病多与肝胆经有关，可因外感、气郁、痰饮、死血等引起。

（二）一般取穴

取腕骨、阳谷。针丘墟、太溪、涌泉、足厥阴原穴。灸左命关，以绳量两乳间，屈绳从乳向外横度胁下尽处。

（三）辨证取穴

1. 两胁急痛　取肝俞、脾俞、志室。

2. 两胁引痛　取肾俞。

3. 胁痛不得卧　取胆俞、章门。

4. 胁下坚痛　取中脘、承满（胁下胀，取关元、期门、少商）。

5. 胁痛不得息，痛则咳而汗出　灸足小趾次趾爪甲上与肉际处 7 壮，足窍阴穴也。

6. 胁痛咳逆　取足窍阴。

7. 胁痛短气心烦　取尺泽、少泽。

8. 胁连心痛　灸左命关、关元。

9. 胁腋急痛　取支沟。

四、胸胁胀痛

（一）概述

胸胁胀痛，是指胸胁部满闷不舒或作痛的病证，多因肝胆经气机失调，胆火内郁于胸膈等所致。

（二）一般取穴

通谷、章门、曲泉、膈俞、期门、食窦、陷谷、石门、本神、颅息、阳辅、大包。

（三）辨证取穴

1. 胸中引胁痛　针巨阙。

2. 胸痹胁痛　取临泣。

3. 胸胁中痛　取大包。

4. 胸胁痛无常处　取环跳、至阴。

5. 胸胁满，痹痛呕逆　取紫宫。

6. 胸胁胀，切痛　取太白。

7. 胸满胁痛，喘　取玉堂、步廊、气户。

8. 胸胁满引背痛　取胸乡。

9. 胸胁痛，腹痛　取巨阙、太白。

10. 胸胁满，头痛　取外丘。

11. 胸胁满　针上脘、章门、期门、华盖、劳宫。

12. 胸胁满，食不下，呕吐　取中庭、阳陵泉。

13. 胸胁满，咳喘　取神藏、库房、太溪、前谷、神封。

14. 胸胁满，大便难，呕血　取太冲。

五、胸痛

（一）概述

胸痛，是指胸部正中或偏侧疼痛的病证，可由温热犯肺、寒痰壅塞、水饮留积、心血瘀阻、肝火上炎等原因引起。

（二）一般取穴

云门、中府、期门、肺俞、魂门、大陵。

（三）辨证取穴

1. 胸痛如刺　取丰隆、丘墟。

2. 胸膺痛，胸满　取大泉。

3. 胸痛口热　取少冲。

4. 胸痛引腰背，呕逆　灸上门（巨阙旁5分）。

5. 胸满痛　取璇玑。

6. 胸满痛引膺　取灵墟。

7. 胸满，口苦，食不下　取胆俞。

8. 胸满不得息　取阳谷。

六、肩痛

（一）概述

肩痛，是指肩关节及肩胛周围筋骨肌肉痛的病证，常与背痛、臂痛、肘痛、颈痛等同时出现，多由外感风湿而致。

（二）一般取穴

肝俞、曲垣、肩外俞、秉风、肩贞、天宗、肩髃、养老、青灵、天柱、天井、巨骨。

（三）辨证取穴

1. 肩痛痿痹不仁　取天井。

2. 肩重痛不举　取曲池、天髎、肩髎、清冷渊、浮白、天容、秉风。

3. 肩痛不可动摇　取巨骨。

4. 肩痛欲折　取养老、天柱。

5. 肩不举　取清冷渊、阳谷、肩髎、章门、青灵。

6. 肩痹　取肩外俞。

7. 肩痹痛，不得上头　取肩髃、腕骨。

8. 肩臂酸重　取支沟、关冲、天宗。

9. 肩臂颈项痛　取涌泉。

10. 肩重肘臂痛　取天宗。

11. 肩臂不得屈伸　取巨骨。

12. 肩臂痛　取腕骨、天宗。

13. 肩胛痛，寒至肘　取肩外俞。

14. 肩胛周痹　取曲垣。

15. 肩胛内廉痛　取膈俞、谚𧧁、京门、尺泽。

16. 肩背连胸痛　取神堂、居髎。

17. 肩背痛　取谚𧧁、中府、附分、天髎、缺盆、神道、大杼、天突、水道、

173

巨骨、天柱。

18. 肩颈痛　取阳池、肩井、天窗、天井、涌泉。

19. 肩痛引缺盆　取云门、商阳。

20. 肩臑痛　取后溪。

21. 肩腋痛　取前谷。

22. 肩肘痛　取曲池、肘髎、天髎。

七、臂病

（一）概述

臂病，是指包括以臂痛为主的一些臂部病证，多由风寒湿邪或痰饮留滞、血不荣筋、外伤等原因引起。

（二）一般取穴

臂痛，取后溪、手三里、曲池、液门、神门、少海、肩髎、天宗、阳谷、听宫、乳根、孔最、手五里。臂不举，取巨骨、前谷、肩髎、液门、尺泽、关冲、肩井、章门、肩贞、阳溪、外关、曲池、养老、肘髎、头窍阴、居髎、臂臑、阳池、清冷渊、臑会。臂无力，取肩髃、臂臑、臑俞。臂肿痛，取乳根、间使。臂挛急，取肩髃、后溪、神门、少海。臂不仁，取附分、天井、外关、曲池。

（三）辨证取穴

1. 臂外廉痛，手不及头　取阳谷。

2. 臂痛不能屈伸　取巨骨。

3. 臂内廉痛　取太渊、经渠、外关。

4. 臂肘厥寒　取极泉。

5. 臂肘外后廉痛　取天宗。

6. 臂肘不伸　取头窍阴、手三里、腕骨。

7. 臂肘不仁　取附分。

8. 臂肘痛　取手五里、天井、下廉。

9. 臂重痛肘挛　取前谷、后溪、阳溪。

10. 臂腕外侧痛，不举　取阳谷。

11. 臂指痛　取肩髃。

12. 臂瘕引缺盆　取商阳。

13. 臂不可举，头项痛　取前谷。

八、肘病

（一）概述

肘病，是指包括以肘痛为主的肘部疾病，多由风寒湿邪或外伤等引起。

（二）一般取穴

肘痛，取尺泽、曲池、中冲、关冲、冲阳、太渊、液门、列缺。肘挛，取前谷、后溪、阳溪、鱼际、灵道、大陵、尺泽、少海。肘痹，取曲池、腕骨、臑会、支沟、肘髎。肘寒，取曲池、肩外俞。

（三）辨证取穴

1. 肘痛不能自穿衣　取关冲。

2. 肘内廉痛　取间使。

3. 肘痛时寒　取曲池、关冲、三里、中渚、阳谷、尺泽。

4. 肘痛难屈伸，手不可举重　取曲池、孔最。

5. 肘节痹酸重难屈伸　取臑会、支沟、曲池、腕骨、肘髎。

6. 肘中痛，手掌热　取中冲、劳宫、少冲、太渊、经渠、列缺。

7. 肘痛引肩　取天井。

8. 肘臂腕均痛　取前谷、阳谷、中渚、孔最、支正、肘髎、后溪。

9. 肘臂腕重，难屈伸　取后溪。

10. 肘臂不举　取支正、内关、阳溪。

11. 肘臂酸痛　取偏历、手三里、中渚、肘髎、外关、通里。

12. 肘臂挛急　取后溪。

13. 肘臂挛，指痛　取支正。

14. 肘臂不仁　取附分、肘髎、天井。

九、腕指病

（一）概述

腕指病，是指包括以手腕、手指痛为主的腕指病证，多由风寒湿邪或经络瘀阻等引起。

（二）一般取穴

腕痛，取偏历。指痛，取外关、后溪。腕无力，取列缺。手痛，取间使、劳宫。

（三）辨证取穴

1. 指掣痛不可屈伸　取腕骨、中渚、尺泽。
2. 中指、无名指挛　灸曲池、支沟。
3. 手挛指痛　取少商。
4. 手不仁　取少商。
5. 手挛不伸　取大陵。
6. 掌中热　取经渠、列缺、少冲、中冲、间使、太渊、劳宫、少商。

十、膝病

（一）概述

膝病，是指包括以膝痛为主的膝部病证，多由风寒湿痹、血瘀痰阻、肝肾虚热等引起。

（二）一般取穴

膝痛，取梁丘、犊鼻、膝眼。膝酸，取风市。膝重，取承山。膝不仁，取髀关、犊鼻、阳陵泉。膝肿，取中封。膝拘急，取肾俞。膝不可屈伸，取曲泉、阳关、梁丘、委中、阴谷。

（三）辨证取穴

1. 膝内踝前痛　取太冲。

2. 膝内廉痛 取膝关、三阴交、交信、曲泉。

3. 膝外廉痛 取侠溪、阳关。

4. 膝股外廉痛，不仁 取阳陵泉。

5. 膝寒痹痿不仁 取髀关、伏兔。

6. 膝伸不得屈 取阳陵泉。

7. 风水膝肿 取上廉。

8. 膝脚无力 取膀胱俞。

9. 膝胻痛 取悬钟。

10. 腿膝酸痹 取丰隆。

11. 膝胻酸痛 取跗阳、承山、绝骨、足三里、条口。

12. 膝胻麻痹，屈伸难 取悬钟。

13. 膝痛胫热不能行 取光明。

14. 膝股肿胻酸 取解溪、条口、丘墟、太白、合阳。

15. 两膝挛痛引胁 取风市。

16. 少气身重膝肿 取中封。

十一、下肢病

（一）概述

下肢病，是指包括髀、胫、胻、腨等病证的下肢病证，多由风寒湿邪或血瘀痰阻以及外伤等引起。

（二）一般取穴

凡膝以上病者，取环跳、风市；膝及膝以下病者，取犊鼻、膝关、足三里、阳陵泉；踝以上病者，取三阴交、绝骨、昆仑；踝以下病者，取申脉、照海。

（三）辨证取穴

1. 髀痛引起膝股外廉痛不仁 取阳陵泉。

2. 髀枢不仁 取阳辅、阳交、阳陵泉、浮郄、跗阳。

3. 髀枢痛 取环跳、束骨、交信、阴交、阴谷、临泣、三阴交、丘墟。

4. 髀中痛，不能行 取临泣、三阴交。

5. 胫痛 取太冲、涌泉、承山、蠡沟、承筋。

6. 胫中寒热　取申脉、隐白、行间。

7. 胫寒　取复溜、厉兑、条口、三阴交。

8. 胫痹不仁　取环跳、承筋、阳关。

9. 胫麻膝痛　取风市。

10. 脚胫酸，筋急　取承山、承筋。

11. 胻酸不能久立　取然谷、申脉、巨虚。

12. 胫外廉痛　取跗阳。

13. 腨痛　取飞扬、筑宾、承筋。

14. 腨冷痛不仁　取风市。

15. 足不能久立　取漏谷、跗阳、承山、中都、足三里。

16. 足不能行　取肾俞、环跳、风市、犊鼻、膝关、阳陵泉、阴陵泉、足三里、绝骨、三阴交、合阳。

17. 足不仁　取太溪、次髎、膀胱俞、风府、腰俞、浮郄。

18. 足痿不行　取地仓、太渊、光明。

19. 足不任身　取天柱、行间。

20. 足缓不收　取浮白。

21. 足痿不收　取冲阳、足三里、仆参、飞扬、复溜、完骨。

22. 足挛　取京骨、承山、承筋、商丘。

23. 足痹痛　取阳陵泉。

24. 足痛　取丘墟。

25. 脚筋急痛　取承山、承筋。

26. 足下热　取行间、中都、条口、足三里、承山、承筋。

27. 足寒　取京骨、然谷、太溪、肾俞、阳陵泉。

28. 足跟中踝后痛　取仆参。

29. 足跗肿　取然谷。

30. 脚后廉急，跗上痛　取复溜。

31. 足心痛　取经渠。

32. 五趾尽痛　取涌泉、然谷。

33. 足趾不屈伸　取飞扬。

十二、腰腿痛

（一）概述

腰腿痛，多由风寒湿邪或瘀血阻滞引起。

（二）一般取穴

取委中、承山、申脉、昆仑、地机、风市、阳辅、上髎、环跳、阳陵泉、上巨虚、下巨虚、下廉、悬钟等。

（三）辨证取穴

1. 腰至足不仁 取次髎、膀胱俞。

2. 腰脚冷 取阴市。

3. 腰膝拘挛 取阴交。

4. 腿髋痛，脚膝不遂 取白环俞。

5. 腰腿手足不仁 取上廉。

十三、四肢病

（一）概述

四肢病，包括四肢厥冷、四肢作痛等四肢病证。如厥证、痹证、痿证等均可引起。

（二）辨证取穴

1. 四肢厥冷 取大都、内庭、太溪、列缺、行间、侠溪、乳根、丰隆、章门、中封。

2. 四肢重痛 取至阳。

3. 四肢怠惰 取膈俞、章门。

4. 四肢不收 取丰隆。

5. 四肢不欲动摇 取手五里、三阳络、三间、厉兑、天井。

6. 手足不仁 取白环俞、上廉。

7. 四肢肿 取尺泽、手三里。

8.四肢不举　三阴交、大巨、曲泉、跗阳、天池、小海、支沟、绝骨、前谷。

十四、颈项强痛

（一）概述

颈项强痛，指颈项转动俯仰受限、疼痛不适而言，多因外伤、外受风寒及睡卧姿势不当而致。其由睡卧姿势不当而致者名失枕、落枕等。

（二）一般取穴

大迎、消泺、头窍阴、魄户、肩井、天髎、后溪、完骨、颔厌、本神、风池、通天、颊车、大椎、气舍、脑空、天柱、龈交、风府、臂臑、强间、少泽、前谷、阳谷、完骨、昆仑、小海、攒竹、哑门、天冲、陶道、外丘、通骨、飞扬、涌泉、后顶、角孙、天容、腕骨、支正等。

（三）辨证取穴

1.颈项强不可俯仰　刺足太阳、京骨、大杼，不可以顾刺手太阳。
2.伤寒颈项强　取风门。
3.颈项痛而恶风寒　取后顶、外丘。
4.颈项痛连肩背　取天井、涌泉。
5.颈项痛引牙痛，口禁不能言　取曲鬓。
6.颈项痛不能言　取天容。

十五、腰痛

（一）概述

腰痛，是指腰部一侧或两侧疼痛的病证。劳累过度、年老体衰、肾气亏损、外邪、外伤等均可引起腰痛。

（二）一般取穴

取阴陵泉、大肠俞、气海俞、中膂俞、冲阳、京骨、丘墟、腰俞、长强、膀胱俞、气冲、上髎、下髎、居髎、委阳、殷门、太白、阳陵泉、行间、足少阳、足太阳等。另外，可针昆仑、委中出血；灸命门，穷骨上1寸，腰眼、肾俞，脚跟上横纹中赤白肉际，足巨阳（外踝下），八髎，外踝上骨约中，十一椎上及左右各1寸5分。

（三）辨证取穴

1. 寒湿腰痛　灸腰俞。

2. 腰寒痛　取足太阳、阳明。

3. 腰热痛　取足太阳、阳明。

4. 风劳腰痛　取关元俞、膀胱俞。

5. 腰痛不可俯仰　取京门、行间、阴陵泉、气冲、中膂俞、缺盆、八髎、秩边、肾俞、委阳、殷门、太白、命门。

6. 腰痛得俯不得仰　取殷门、委阳。

7. 腰痛不可转侧　取下髎。

8. 腰痛不可以顾　取足三里、阴市、阳辅、蠡沟、足阳明。

9. 腰痛不可转摇，急引阴卵　刺八髎与痛上，取章门。

10. 腰痛如折　取束骨、飞扬、承筋。

11. 腰痛不能立　取京门、腰俞。

12. 腰痛不可咳　取阳辅。

13. 腰痛热喘　取足少阴腘中血络。

14. 腰重　取委中、昆仑、风市。

15. 腰强　取肺俞。

16. 腰痛不能举足　取申脉、太冲、仆参、阳跷。

17. 腰痛夹脊　刺足太阳郄中出血。

18. 腰痛引肩，目眈眈然，时遗溲　取肝俞，刺膝郄中外横脉。

19. 腰痛胁满，小腹急　取志室。

20. 腰痛控睾及小腹　取气街。

21. 腰髋痛　取白环俞、肩井、腰俞。

22. 腰腹引痛　取命门。

23. 腰背强痛　取肺俞、三焦俞。

24. 腰背卒痛　取胞肓。

25. 腰痛少腹满　刺足厥阴，取小肠俞、居髎、下髎、太冲、阴包。

26. 腰痛不得小便　取秩边。

27. 腰痛大便难　取中髎、涌泉，刺足少阴。

28. 足太阳腰痛，引项背尻脊 刺郄中太阳经出血。

29. 足少阳腰痛，如针刺皮，不得俯仰 刺少阳成骨端出血。

30. 阳明腰痛，不可以顾 刺阳明胻前三痏出血，取足三里、阴市、阳辅、蠡沟。

31. 足少阴腰痛，引脊内廉 刺足少阴于内踝上二痏。

32. 厥阴腰痛，腰痛如张弓弩弦 刺厥阴之脉，在腨踵鱼腹之外。

十六、腰脊强痛

（一）概述

腰脊强痛，包括腰脊痛及脊强脊痛等症。其多因腰部外伤、瘀血停滞、肾虚内热或热动肝风等所致。

（二）一般取穴

神道、腰俞、长强、大杼、膈关、水分、脾俞、小肠俞、膀胱俞、中膂俞、白环俞、次髎、胞肓、承筋、志室、京门、昆仑、大钟、复溜、神堂等。

（三）辨证取穴

1. 腰脊痛不得俯仰 取复溜、京骨、殷门。

2. 腰脊强不得屈伸 取悬枢。

3. 腰脊痛不得转 取章门、次髎。

4. 腰脊强肩背急 取三焦俞。

5. 腰痛夹脊至头 取委中。

6. 腰脊痛恶风，少腹满 取胞肓。

7. 腰脊痛恶寒 取次髎、胞肓、承筋。

8. 腰脊相引痛 取涌泉。

9. 腰脊尻臀股阴寒痛 取扶突。

10. 脊强，背尻骨重 取昆仑。

11. 腰脊挛痛 取白环俞。

12. 腰痛脊强 取志室、京门、脾俞、小肠俞、大钟、膀胱俞、腰俞、神道、长强、大杼、膈关、水分、白环俞。

13. 腰脊痛急，食不消 取志室、胞肓。

14. 腰脊急强，逆气上攻　取神堂。

15. 腰脊痛，痔痛　取承扶。

16. 腰脊痛引腹　取合阳。

17. 腰脊痛　取大钟、小肠俞、中膂俞、白环俞、膀胱俞。

18. 脊强　取膈关、昆仑、至阳、膀胱俞。

19. 脊强不得俯仰　取膈俞、章门、胃仓、大肠俞、中膂俞。

20. 脊强反折　取五处、身柱、委中、委阳、昆仑、京门、石关、腰俞。

21. 脊痛　取胃俞、小肠俞。

22. 脊内廉痛　取阴谷。

附

录

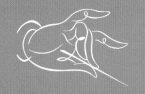

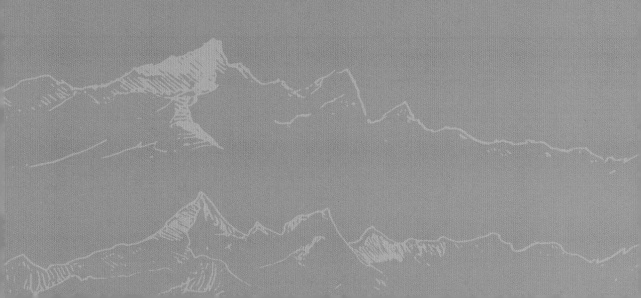

附录一　魏稼教授的针灸体会

（一）《宋代医家窦材针灸医案的分析》及《徐少廷先生针灸医话》（附图 1-1、附图 1-2）

宋代医家竇材針灸医案的分析

·魏　稼·

竇材，是我国宋代的一位著名医家，南宋高宗年間，曾做过开州巡檢等职，氏精于医，特别是在运用灸法上积累了丰富的經驗，取得了一定的成就。他著有扁鵲心书三卷，神方一卷，书中不仅詳細地闡述了許多病症的治疗方法，更可貴的是还記载了40余例針灸临床治疗經驗，其中灸法医案尤占絕大多数，这些医案对于我們今天临床来說有很大的启示和参考价值，值得加以分析整理。

辨証論治、灵活掌握，是提高疗效的重要一环

竇氏所以能够在运用灸法上获得良好的效驗，这与他辨証精詳、診断正确是分不开的。同是一种疾病，他能够分析不同的具体情况而施以不同的治疗方法，試我們看看如下两則喉痹案：

"一人患喉痹，痰气上攻，咽喉閉塞，灸天突穴五十壮即可进粥，服姜附湯一剂而愈。"

"一人患喉痹，頤頷粗肿，粥药不下，四肢逆冷，六脉沉細，急灸关元穴二百壮，四肢方暖，六脉漸生，但咽喉尙肿，乃令服黄药子散，吐出稠痰一合乃愈。"

这两則医案同是喉痹，前例主症是痰气上攻咽喉閉塞，病为痰飲壅肺，取天突所以治肺；后例主症四肢逆冷六脉沉細，病为腎阳衰微，取关元所以治腎。而前一例痰飲壅肺，乃阴盛之症，后一例腎阳衰微，乃阳虛之症。因同属虛寒，故均宜用灸。

同中求異，異中求同，是中医辨証論治的基本核心，竇氏如上两則医案正体現了这一精神。两例相同之点是疾病的性質均属虛寒，故皆用了灸法；两例不同之点是疾病的部位一在肺一在腎，故取穴各異。

黄疸一病，多属阳明，但也有太阴发黄的。阳明发黄又称阳黄，其黄而鮮明，多因胃家湿热而起；太阴发黄又称阴黄，其黄色暗晦，多属脾家寒湿所致。两者性質各異，治疗就截然不同，下面一例就是因为医者将阴黄作阳黄論治而导致疾病恶化，經竇氏用治太阴发黄的方法治愈的：

"一人病伤寒至六日微发黄，一医与茵陈蒿湯，次日更深黄色，遍身如栀子，此太阴症，誤服凉药致肝木侮脾，余为灸命关五十壮，服金液丹而愈"。

命关即食竇穴的别名，属足太阴脾經，竇氏常灸此穴以治脾阳虛之症。

疾病的寒热虛实，在一般情况下固然易于分辨，但有的患者往往呈現一系列假象时，则必須詳加鑑别，而竇氏能透过假象窺測到疾病的本質，故在治疗上取得了一定的疗效：

"余治一伤寒，昏睡譫語，六脉弦大，余曰：脉大而譫語，定非实热，乃脉随气奔也，强为之治，用烈火灸关元穴，初灸病人覚痛。至七十壮遂昏睡不知痛，灸至三鼓，病人开眼思飲食，令服姜附湯至三日后方得元气复来，大汗而解。"

譫語脉大，极似阳明实热之症，竇氏認定它定非实热乃脉随气奔，并始終以大温取效，可知其着眼在少阴阴盛格阳、阳气将脫之兆。其唯一的鑑别要点当在脉弦大而空，如果毫无根据漫取热因热用的从治方法，无異抱薪投火，势必变生頃刻。

尽管医术如何高明，要求能在临証診断时做到百分之百的准确是比較困难的，因此，医者必須在診断治疗过程中善于发現問題，及时地糾正偏向或錯誤，竇氏能做到这一点，如：

"一人每四五日遍身出汗，灸关元亦不止，乃房事后飲冷伤脾气，复灸左命关百壮而愈。"

自汗一症，乃是阳虛，特别与腎有关，所以在扁鵲心书里的驗案，竇氏多用灸关元取效。但在这里他并沒有固守以往的經驗，放棄了灸关元法而改用治脾之法而取食竇以取效，这說明必須在辨証論治基础上的治疗才是有效的。

竇氏用灸特点是用穴数量少、范圍小、壮数奇多

竇氏在运用灸法取穴处方問題上有这样几个特点：①每次处方一般只用一、二个穴；②用穴范圍并不广泛。他認为阳虛之症，大都与脾腎二經有关，所以取关元以溫腎阳，取命关以溫脾阳的很多。他特别喜用关元一穴，几乎有数十种病症都用到了它，兹摘录他用关元的几則驗案如下：

"一老人，腰腿痛，不能行步，令灸关元三百壮，更服金液丹，强健如前"。

"一人患肺伤寒，头痛，发热，恶寒，咳嗽，肢

43

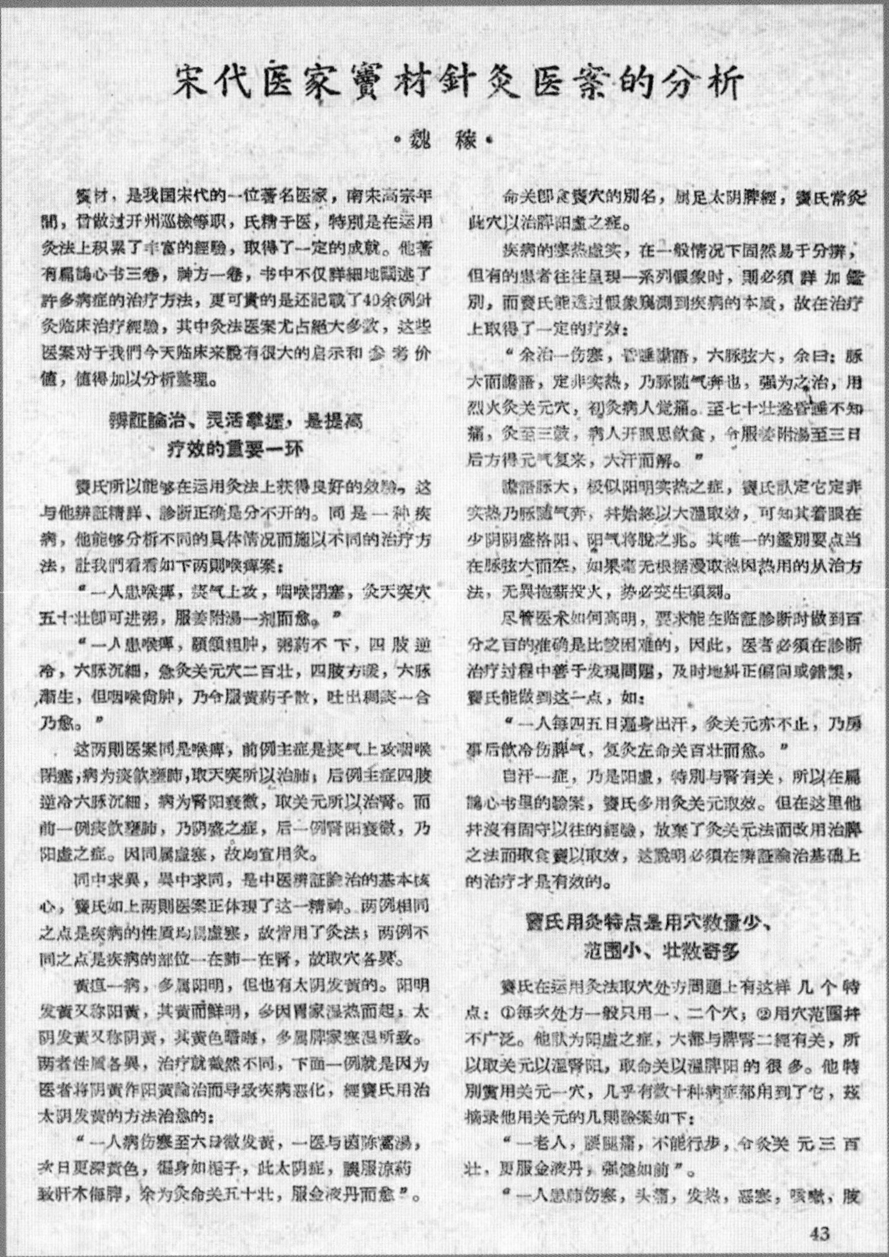

附图 1-1 《宋代医家窦材针灸医案的分析》及《徐少廷先生针灸医话》（1）

节疼，脉沉紧，服华盖散黄芪建中湯略解，至五日，昏睡譫語，四肢微厥，乃腎气虚也，灸关元百壯，服姜附湯，始汗出愈。”

“一人身长五尺，因伤酒色，渐觉肌肉消瘦，予令灸关元三百壯，服保元丹一斤，自后大便滑小便长，飲食漸加，肌肉漸生，半年如故。”

从如上几則驗案可以看出，关元一般适用于所謂大病之后，誤治或伤于酒色以及老人……而导致腎阳虛之症。

竇氏用灸在壯数上的特点是奇多，每穴每次用到五百壯的例子就不少：

“一病人咳嗽，盜汗发热，困倦減食，四肢逆冷，六脉弦紧，乃腎气虛也，灸关元五百壯……一月全安”。

“一人病半身不遂，先灸关元五百壯，……其夜觉患处汗出，一月全愈。”

“一人飲食冷物伤肺气，致咳嗽胸膈不利，先服金液丹、五膈散，但觉常发，后五年复大发，灸中府穴五百壯，下气难聞，自后永不再发”。

“一人因大怒悲伤得病，昼則安靜，夜則煩悗，不进飲食，左手无脉，右手沉細，世医以死証論之，余曰：此腎厥病也，因寒气客脾腎二經，灸中脘五十壯，关元五百壯……全安。”

（待續）

徐少廷先生針灸医話

一、配穴处方要灵活，不可拘执不变，在古今文獻中虽然談到了某穴治某病，某病取某穴，不过示其大概，应用变通还在于人。如腰背痛症，古說：“腰背委中求”，今人莫不以此穴治腰痛，然而有时用之却不一定有效。曾治一患者腰背痛甚，取委中未效，后經进一步診察，发現这个患者有胃腸病，同时舌苔厚膩，于是改用足三里、大腸俞等穴，其病乃愈。又如合谷穴一般认为治牙痛的特效穴，曾治一例，針此穴数次未能止痛，后来詳究其病源，此牙痛由于腎虛所致，上实下虛，故改用足少阴腎經的照海穴而愈。从以上二例說明了要灵活取穴，必須按照中医学术理論体系进行診斷，脫离了这个指导思想去臨床，要想提高疗效是不堪設想的。

二、用針治病虽然安全，但必須有一个前提，那就是在选穴上应注意尽量避免針刺有重要脏器的穴位，予数十年来常用四肢肘膝以下的“井、荥、俞、原、經、合”等穴，很少取軀干部，特別是胸頸部的孔穴，这样既安全，又不影响疗效。內經云：“刺中心一日死，刺中肝五日死……”是值得我們警惕的。

三、一般治喉痛取少商穴放血，这样确实有效，予曾治本病針大拇指爪甲角外側（即靠食指那一側）一分許（按此处本无穴）放血，同样治疗卓著，这說明一个穴的应用有它一定的灵活性。

四、予治头部及五官疾病，以四肢末端（手腕以下，足踝以下）的穴位效果最好，如合谷、二間、照海之治牙痛，太谿、崑崙、行間之治眼病等。而上肢腕以上外側的穴位如外关、支沟、手三里等治肩背病最好，腕上內側的大陵、經渠、太淵、內关、間使、郄門等穴治心胸病最好。一般踝以下的孔穴如大敦、隐白、中封、公孙等多影响到少腹，而踝以上如中都、足三里等穴多影响到上腹。这些都說明了同一側的孔穴作用虽基本相同，但其距离的远近，其所影响的部位又不完全一样。

五、所謂五心穴：即百会（头頂心）劳宫（二手掌心）涌泉（二足心），是强心醒腦，急救卒倒昏迷的良方。

六、阳谿（手阳明大腸經），阳池（手少阳三焦經），阳谷（手太阳小腸經）均可以用治头痛，因为此三穴都从属于三阳經，头属阳，所以用它来治头痛很好。但应用时又有所分別：前头痛必以阳谿为主，头頂痛应以阳池为主，后头痛应以阳谷为主，满头痛三穴齐針。（按：考諸古籍除阳谿有疗头痛的記載外，阳谷穴仅有治頸頷痛的記載，而阳池一穴根本无治头痛的記法，徐先生用穴，确有独到之处）。

七、中脘、气海、足三里、合谷四穴配合，能統治一切胃腸疾患；中脘为六府之会，又为胃之募穴，配足三里穴以理上中二焦；气海为丹田，用以益下元、调血气，振腎阳，理下焦。合谷为大腸經原穴，能升能降，能宣能通，用以协助气海理下焦。虛則补、实則泻，四穴配合，可謂面面俱到，得首尾相应之妙。

八、痹症病在四肢筋骨肌肉，关乎脾、腎、肝三經，因为脾主四肢，主肌肉，腎主骨，肝主筋，所以在配穴时应着重在这三經。但其中病在肌肉当以脾經穴为主，病在关节又当以腎經穴为主，风湿疼痛又当以肝經为主。

九、口眼喎斜症，（顏面神經麻痹）如有耳聾者难治，过去我曾治过不少此病，一般来說只要沒有聾均能收效。（魏稼整理）

附图 1–2 《宋代医家窦材针灸医案的分析》及《徐少廷先生针灸医话》(2)

（二）《宋代医家窦材针灸医案分析（续）》（附图 1-3、附图 1-4）

宋代医家竇材針灸醫案分析（續）

魏 稼

灸治的壮数仍然是根据辨证决定的

病情愈重则用灸的壮数愈多，这是窦氏施用灸法确定壮数的原则。他说："世俗用灸，不过三、五、七壮，不知去小疾则愈，驻命根则难，故铜人针灸图经云：凡大病宜灸脐下五百壮，补接真气，即此法也"。下面，录窦两则休息病验案，说明同一疾病，由于浅深轻重有区别，因而用灸的壮数本不同：

"一人患休息痢，余令灸命关二百壮，病愈"。又："一人病休息痢已半年，元气将脱，六脉将絶，十分危篤，余为灸命关三百壮，关元三百壮，六脉已平，痢已止，……。"

前一例病情叙述不详，但可以肯定在之后一例为重，则只用了二百壮之灸，较之后一例灸六百壮者少三分之二。因此，我们可以了解，窦氏用灸的壮数同样是建筑在辨证的基础上的。与此相反，有些病例灸或就只用到数十壮的。如：

"一人腹胀，饮食即吐，致宿食结于中焦，不能饮食，令灸中脘五十壮……即愈"。又："一人患脚气，两箇骨連腿且夜痛不可忍，为灸涌泉大五十壮……愈"。又："一人偏身觉冷，小便而溏，灸气海穴五十壮……而愈"。又："一人病咳三年，灸中脘五十壮，即愈"。又："一妇人病痢十年，亦灸中脘五十壮愈"。

五十壮之灸，对窦氏来说属为最少，而較之我们今天一般次用三、五壮治疗的，粗去仍属悬殊，这是否宣称数十壮以至数百壮之灸法在现阶段就可以

否定了呢，我以为这是值得研究的问题。壮数的多少，窦氏除了依病情确定外，还考虑到病人的年龄，如小儿患者用到的壮数是特别少的。

"一小儿食生菜，或伤脾瘀悶欲死，灸左命关二十壮即愈"。

窦氏用灸有不少独創經驗

窦氏用灸法所治愈的疾病是很多的，在40余则验案中就包括了伤寒，水肿膨腹、黄疸、喉痹、虚劳、中风、痫风、风狂、暴注、休息痢、瘤翳、消渴、头晕、厥证、疟疾、脚气、足瘖、痫疾……等二十余种疾病，而且治愈了不少疑难杂症，对许多病症的治疗，都有与一般不同的特殊方法，如：

"一人面上黑肿，左耳下起紫如盤蛇，肌肉中如刀刺，手足不知痛，询其所以，因闻傢遭逆，醉卧三日，觉左臂黑肿如鉈形，服风药渐减，今又发，乃湿气客于五藏之俞穴，前服风药，乃风胜湿，故当暂好，然湿根未去，令灸肾俞二穴各百壮，服换骨丹一料全愈，面色光润如故"。

"一人偏身赤肿如蟲刺，余曰：汝病易治，令灸心俞、肺俞四穴各一百壮，又服胡解散二料全愈"。

"一人病瘰癧，须眉尽落，面目赤肿，手足悉成疮瘍，令灸肺俞、心俞四穴各十壮，服换骨丹一料，二月全愈，须眉更生"。

我们知道，对如上的一些病症，历代和现在医家多是采用针刺放血法来治疗的，然而窦氏却以为这是湿气客于五藏之俞，从而采用灸五藏俞穴的方法而获

32

附图 1-3 《宋代医家窦材针灸医案分析（续）》（1）

得了良好的效验，这一点，确有独到之处。

对于病热失常的癫狂病，十三鬼穴和四肢末梢以及头面部孔穴是常常用针刺的，而窦氏则是灸巨阙为主，治疗了不少患者：

"一人得风狂已五年，时发时止，百药不效，余为福涵圣散三艘（笔者按，睡孟散是窦氏创用的灸前麻醉药）先灸巨阙五十壮，醒时再服，又灸心俞五十壮，服镇心丹一料，病患已久，须大灸一回方愈，后采大灸一日全好"。又："一小儿因观剧戏受惊，时时惊啼如醉不食已九十日，危甚，令灸巨阙五十壮即知人事"。又："一人功名不遂，神思不乐，饮食顿少，日夜昏倦已半年矣，诸医不效，此病药不能治，令灸巨阙百壮，关元二百壮，病减半，令服醉酒一日三度，一月全安，盖病起忘其所慕也"。

心藏神而主神明，神明素乱立治心，巨阙虽属任脉，乃为心之募穴，故用来治疗神志失常是很好的。

有些寒湿阻滞而小便不利者，根据窦氏的经验用灸可以达到利小便实大便的目的：

"一人饮冷酒吃生菜或泄泻，服寒凉药反伤脾气，致腹胀，命灸命关三百壮，当日小便长，有下气，又服采元丹半斤，十日即愈"。又："一人患暴注，因忧思伤脾也，服金液丹、霹雳泻不效，盖伤之深耳，命灸命关二百壮，小便始长，服草神丹而愈"。

当灸则灸　当针则针
针灸药物　相得益彰

灸法应用范围虽广，但须在辨证论治的原则下应用，如用窦氏自己的话来说："阴症害人甚速，须加艾灸，方保无虞"。这就是说，灸法只适应于阴阳的虚寒症。因此，在临床上必须根据疾病的具体情况，当灸则灸，不当灸就不灸，金匮玉函："不须灸而强与灸之者，令人火邪入腹，干错五脏，重加其烦而死，虽劳而不与之灸者，令人冷结重滞，久而弥固，气上冲心，无地消散，病笃而死"。我们从窦氏的医案中也可说明这一问题，例如太阴寒湿发黄一症，他是主张用灸法治疗的：

"一人伤寒至八日，脉大而紧，发黄，生黧疸，燥气，足趾冷至脚面，此太阴症也，最重难治，为灸命关五十壮，关元二百壮，服金液丹、钟乳粉四日汗出而愈"。

可是有的患者不相信灸法对本病有效，因而不同意用灸，结果致于死亡：

"一人患伤寒至六日，脉弦紧，身发黄，自汗，

亦太阴症也，先服金液丹，点命关穴，病人不肯灸，伤寒惟太阴少阴二症死人至速，若不早灸，虽服药无效，不灸，至九日泻血而死"。

从如上的事例说明当灸不灸而导致的不良后录，但是对于有些不必要用灸的病，窦氏也是不强调用灸法。

窦氏虽特别重用灸法，而针亦并非不用，下面就是两则针治医案。

"一人头风，发则旋晕呕吐，数日不食，余为针风府穴向左耳入三寸，去来留十三呼，将人头内觉麻热，方令吸气出针，服附子半夏汤永不发。华陀治曹操头风亦针此穴立愈，但此穴入针，人即昏闷，其法向在耳后下针则不伤大筋而无碍。"

由此可见，窦氏用针也有一定的经验，风府一穴正当脑后，深部是生命中枢——延髓，如直刺三寸的话是很危险的，而窦氏则改变其针刺方向与角度——向耳后斜刺，这种方法，既安全，又致验，值得我们学习。

"一人患脑衄，日夜有数升，诸药不效，余为针关元入二寸，留二十呼，问病人针下觉热否，曰，热矣，乃令吸气出针，其血立止"。

血从上溢，法当降逆，病在于上而取之下，窦氏针关元治鼻衄，历代医家用此法者殊不多见，确是一个巧妙的简举。

针灸与药物的互用，也应该是阴不偏胜，相机使用，窦氏在临床上正是这样，有时针灸药物合用，有时专用药物，而有时又只专用针灸。

同是肾气虚的自汗症：

"一人额上时现汗出，乃肾气虚也，不治则变劳瘵，先灸脐下百壮，服金液丹而愈"。又："一人夜多虚汗，亦肾气虚也，服金真丹、黄芪建中汤而愈"。

前例是灸药合用，后一例是专用药治。

从如上款到的许许多多验案，充分说明了窦氏在运用灸法上取得了一定成就。但在另一方面，窦氏在对于某些问题的认识以及学术思想上也存在一定的缺点，首先是他极力诋毁朱以前的一些名医，他说："仲景不阐内经，惟探本草汤液……王叔和又窦其说，唐孙思邈采本草药性……和阴仲景，尽去针灸及丹附大药。"达完全没有根据的。

另外，他愚通过一种奇特的故事来宣扬自己在学术上的成就，甚至自称为"三世扁鹊"，其夸自骄大可知，其次，书中有些医案还有着迷信的色彩，值得批判。（载完）

33

附图1-4　《宋代窦材针灸医案分析（续）》（2）

（三）有关"无创痛针灸学"的介绍（附图1-5至附图1-9）

"光针灸研究会"筹备会在京召开

1991年3月26日在中国科学院电子学研究所会议室召开了在京部分筹备委员座谈会。会议由中国科学院电子学研究所杨连贵教授主持，到会的还有原南京军区总医院卢侃教授、中国中医研究院针灸研究所马廷芳教授、中国军事医学科学院陈迹教授、北京同仁医院激光科朱平付教授、北京理工大学朱正芳副教授。会上介绍分析国内外传统针灸、激光针灸、激光医学的发展状况；对目前形势下筹建光针灸研究会进行了认真热烈的讨论，一致认为：光针灸研究会的成立，对发扬祖国医学的丰富经验，融合现代医学、现代科学技术的精华为一体，开创光针灸医学的新领域有着重要的意义。通过光针灸研究会的形式，团结国内外专家，综合研究光针灸医学，为弘扬祖国医学做出贡献。

到会专家认为：基础研究、临床应用研究、仪器设备开发研究密切结合，以期产生理论与实际、研究与开发的相互促进，对光针灸研究会的研究方向提出了设想：光针（微细光束）对穴位诊断的研究、细胞光生理的研究、光针灸临床应用效果的分析和研究、光针灸仪器设备的研制等。并对1990年光针灸、激光医疗技术研究会筹备情况作了汇报。预计91年举办两次学习班，92年10月正式成立光针灸研究会，同时召开全国光针灸学术研讨会。会后，中国针灸学会常务理事、无创痛针灸学说倡导者魏稼教授对会议给予积极的鼓励和肯定，认为激光针灸研究会的成立将对加速针灸的现代化有着深远的意义。

前两次筹委会上，总参第六十研究所沈桥工程师、上海第二医科大学瑞金医院刘德傅教授、中医学院气功研究所林雅谷教授、华东医院何芳德教授、妇产科医院丁爱华教授、激光学会邵兰星工程师、南京大学生物系张媛贞教授、原北京妇产科医院盛林教授、中山医科大学徐国祥副教授、中国科学院遗传研究所王兰岚副教授、徐州第四人民医院张育勤医生等，对研究会的筹备工作提出了极为有益的建议。

光针灸研究会筹备组

张爱丽整理1991.3.26

魏稼提出"无创痛针灸学"观点

认为以速效、安全、无痛、简便为特点的激光"针"、温和灸等"无（微）创痛针灸"将在今后的针灸疗法中扮演"主角"

本报讯 （记者时骏）著名针灸学专家、中国针灸文献研究学会理事长、江西省中

1

附图1-5 有关"无创痛针灸学"的介绍（1）

医学院教授魏稼最近提出的"无创痛针灸学"观点认为，以速效、安全、无痛、简便为特点的激光"针"、超声"针"、温和灸等"无（微）创痛针灸"将在今后的针灸疗法中扮演主角。

由于传统针灸对一些慢性病、多发病有可观疗效，世界卫生组织委托我国为国外培养了大批针灸医生，国际性的"针灸热"方兴未艾。然而，痛感和创伤却是传统针灸的致命弱点，甚至国外存有"针灸可以传染艾滋病"的疑虑。魏稼根据近40年的临床观察和理论研究，提出了"无创痛针灸学"观点，认为高效、速效、长效、安全、无痛、简便、经济，是衡量现代医疗最佳疗效的重要标准。在高效、速效、长效、简便、经济方面，传统针灸疗法具有优势；然而在安全、无痛方面却存在着无庸讳言的缺陷，克服这一缺陷的出路是变革针灸工具。现代针灸医学，一方面证实了针灸学理论的临床价值，另一方面也突破了针刺艾灸范围。近10年来，激光、微波、超声波、电磁以及多种穴位物体贴敷工具正在针灸医疗领域各显身手，如电锒治疗高血压症、神阙拔罐治荨麻疹、穴位药物敷贴治胎位不正、激光穴位照射治炎症、耳穴压豆治近视、穴位磁疗治胆石症、超声针治消化道疾病、微波针治面瘫等，已经显示出优越性。

据了解，"无创痛针灸学"观点引起了国内外专家的关注。中国中医研究院已聘请魏稼为"1990—2010年中医药研究可能出现的突破与重大进展预测"研究课题的咨询专家。国际"无（微）创痛针灸"学术会议也将于1991年在我国召开。

无创痛"针灸"将扮演主角吗？

——访著名针灸专家魏稼教授

本报驻地记者　曹达真

经穴无创痛疗法，能否在未来针灸舞台扮演主角？自1988年魏稼教授"发展针灸战略"一文在《中医报》等报刊上发表以来，反应强烈。去年，《健康报》又作了报道，《文汇报》、《文摘报》相继转载，社会舆论更加关注。虽然赞同者不乏其人，而持异议者也有人在，他们认为：这不是发展战略，而是消灭战略；不是正确观点，而是错误导向。为此，记者走访了魏稼教授。

记者：魏教授，请谈谈无创痛"针灸"好吗？什么是无创痛"针灸"呢？

魏教授：所谓无创痛"针灸"，即运用无（微）创伤和痛苦的工具和操作，接触刺激体表经穴以防治疾病的新方法。它既包括传统的锓针、温和灸、指针、经穴拔罐或中药以及各种器物的压、敷、涂、贴疗法；也包括现代的激光、微波、超声波、红外线、磁、中药电离子导入，微弱的电疗、冷冻、热疗等经穴疗法。它源于中医针灸、理疗，又高于针灸理疗，是在中西医嫁接点上萌发出来的一门交叉前沿学科。

2

附图1-6　有关"无创痛针灸学"的介绍（2）

记者：为什么要发展无创痛"针灸"呢？

魏教授：其必要性与重要意义有：①舒适安全地接受治疗是众望所归。发展无创痛"针灸"，消除针灸导致交叉感染而成为爱滋病传染媒介等疑虑，利于它更广泛深入地走向世界。②最大限度地减少疾病和疗法给病人带来的痛苦，也是医生的天职。发展无创痛"针灸"，还可减轻劳动强度，取代长时间操作或留针，减少施术次数与顿繁就诊的麻烦，精确控制刺激量，发挥各种疗法的特长与互补作用，以提高疗效。③冶金时代，金属针代替了石器时代的砭石，如今人类社会已进入高度文明的新时代，引进现代声、光、电、磁……工具代替针刺，符合社会发展规律与中医现代化进程。这一重大变革，具有划时代意义。因此，发展无创痛"针灸"符合"三个面向"这一高瞻远瞩的战略时空观。

记者：把针灸之外的其它工具也称为针灸，合适吗？

魏教授：这正是针灸二字加引号的原因所在。之所以仍称无伤痛"针灸"，乃因①激光针、穴压等脱胎于针灸，基本理论相通，机理相似，且都必须通过经穴产生效应，②其疗法均由针灸医生使用；针灸教材、杂志、学术会议……，都习惯地把它列为针灸学内容。③并非绝无针灸，锟针、温和灸仍是这个大家族的成员。

记者：不是有人接受针灸快感成瘾，有创痛针灸依然门庭若市吗？排除创痛有无必要？

魏教授：快感成瘾者毕竟是少数，多数却是恐惧有加。目前有创痛针灸之所以就诊者仍多，乃因毕竟可以补充其它疗法之不足。随着医学竞争的日趋激烈，其它疗法优越性不断显现，这种补不足功能的逐渐削弱，能保证有创痛针灸门庭不会冷落，"针灸"不会降温吗？

记者：医学发展战略的首要目标与主攻方向应当是疗效。只提克服创痛，不管是否有效，这不是弃重就轻、舍本逐末、偏离正确的目标与方向吗？

魏教授：疗效第一的观点是对的。但是，①发展无创痛"针灸"，同样把提高疗效摆在首位。前者是工具革新，是手段、是战略突破口；后者则是方向，是战略目标。二者既有区别又有联系。②针灸有创痛，这个缺点比较突出，必须克服且有可能克服。③是针对医务人员重疗效而往往忽视其它的心理偏执，不存在引入歧途问题。

记者：无创痛"针灸"的疗效比有创痛针灸更好吗？

魏教授：应当说各有所长。古老的锟针、温灸……历千百年而应用不衰，必有可取之处。再如北京针灸研究所、北京儿童医院、重庆医大附院有人报道用耳压、微波、激光针治数百例遗尿与肠炎，经与有创痛针灸比较疗效相伤。又如江西省人民医院有人用神阙拔罐治荨麻疹，江西医学院二附院有人用气功运气结合指压攒竹下及人中治顽固性呃逆，昆明医学院附院有人用自制全息磁针仪临床，都治愈了不少有创痛针灸失效的病例。至于针刺无效而改用中药贴敷获效者，临床也不少见。可见，无创痛"针灸"对某些疾病或患者的疗效更佳，显示出了巨大生命力。当然，有创痛针灸的疗效也有许多优越之处，也是应当承认的。

记者：无创痛"针灸"是潜科学吗？发展这门学科有基础、有条件、有可行性吗？

3

附图1-7　有关"无创痛针灸学"的介绍（3）

预测前景如何？

魏教授：无创痛"针灸"有两千多年的历史，有门类众多的疗法，有大量的古今文献，有较高的实用价值，有较完备的理论体系，作为一门潜科学，已有较好的基础。加之，还有一支热心学科建设的队伍，有现代化的仪器设备和科学技术，有整个社会的广泛支持……，说明条件与可行性具备。特别是现代针灸临床论文，五十、七十、八十年代各发表100篇左右，而其中无创痛"针灸"的应用，分别占5％——10％——20％，显示了急剧上升趋势，展现了广阔的发展前景。

记者：无创痛"针灸"最终要取代有创痛针灸吗？何时取代？

魏教授：这要看是全盘取代还是基本取代。最终全盘取代愿望虽好，而可能性尚难肯定。即使可实现，也不能一蹴而就，毕其功于一役，金属针取代砭石，就走过了漫长的历程。至于最终基本取代，即所谓扮演主角，按目前发展趋势与速度推测，也许近30年可以达到。取代是好事，取代意味着发展，发展就意味着有生命力，不必担心。

记者：发展无创痛"针灸"，不是对手法操作的全盘否定吗？

魏教授：不否定，因为疗效与操作手法密切相关是肯定的。但也应当看到，手法操作理论众说纷纭，科研结论甚少，存在问题尚多，何况，无创痛"针灸"，并非绝无手法操作可言，它仍有刺激强度、频率、时间、参数的定量控制。不过内容、形式、方法有所不同而已。发展学术，还是多模式、多途径好，不必强求一律。

记者：发展无创痛"针灸"，不否定"气至而有效"的千古定论吗？

魏教授：不否定。但是：①称为定论有无足够的科学依据？②为何温灸、穴敷、腕踝针……不强调气至亦可有效？③无创痛"针灸"，并非绝对不得气，不能排除隐性感传的存在。④即使是定论，也应允许提出质疑，达尔文生物进化论也受到了挑战，何况其它？

记者：发展无创痛"针灸"，不否定灸必用艾吗？

魏教授：艾灸究竟是热效应还是药效应？抑或二者兼而有之？仍有未知数。

当前，既要允许灸必有艾，也要允许灸不用艾。晋葛洪《肘后方》的竹茹灸、纸屑灸，历代文献中的桑枝灸，桃枝灸、日光灸、灯芯灸，现代报道的电热灸、黄麻灸、火柴灸、棉花灸、香烟灸，说明各种可燃物与热源均可以施灸。假定一律强调用艾，岂非肯定艾叶可包打天下，否定各种施灸器物的特异性作用吗？

记者：发展无创痛"针灸"，否定强刺激吗？

魏教授：创痛的有无一般反映了刺激的强弱，排除创痛，意味着强刺激无存在必要。然而，事实却是，有人化脓灸治哮喘，用电针休克机治狂躁型精神分裂症，创痛几达极限，而疗效甚佳；七十年代有人提出刺激越强则疗效越好，未必全是无稽之谈。由此看来强刺激还不能全盘否定。

记者：你认为应当怎样发展无创痛"针灸"？

魏教授：我认为应首先端正认识，克服因循守旧的传统观念。其次是制订规划，群策群力，脚踏实地地进行临床实践与科学研究，通过一个个疾病，一种种疗法的对照观察总结，用优选法逐步加以完善。

4

附图1-8　有关"无创痛针灸学"的介绍（4）

当前，创痛的有无应同时并存，刺激的强弱应共同发展，正如美国发展无刀型导管、激光、声波组成的遥控手术而不排斥手术刀的应用一样，允许自由竞争，优胜劣汰。所谓发展无创痛"针灸"就是为了消灭有创痛针灸，纯属误解。

应当认为，发展无创痛针灸，就是为了发展针灸，无创痛"针灸"的发展，就是针灸发展史上的一次飞跃，不要对立起来看待。

光针将在无创痛针灸领域中扮演主角（摘要）

江西中医学院附属医院谢强

光针由于安全、有效、无创痛而在临床得到日益重视和发展。我国著名针灸学家，无创痛针灸领域开拓者魏稼教授曾在全国激光学会筹备会后提出："激光针灸是无创痛针灸的重要内容之一，它对促进针灸现代化具有深远的意义。"它是"针灸之光"。

自1988年魏稼教授在《中医报》提出无创痛针灸学说，《健康报》作出"魏稼提出'无创痛针灸学说'观点——认为以速效安全、无痛、简便为特点的激光针、温和灸等'无（微）创痛针灸'将在今后的针灸疗法中扮演主角。"为题的重要报道，继后《文汇报》、《光明日报》、《中国中药医报》以及海外报刊亦作出相应报道。因而，无创痛针灸引起了国内外舆论的关注，尤其是得到广大激光学者的关注。从即将举行的国际无创痛针灸学术研讨会征文来看，光针论文占其中较大的比例。可见，光针是无创痛针灸领域中不可缺少的重要组成部分。

追溯既往，从1966年匈牙利Mester在激光免疫实验基础上首先提出弱激光具有生物刺激作用，1973年西德plog又首先提出以"光针"代替传统的毫针。作者根据临床体验及国内外学者的研究报道，深切体会到光针具有无痛、无菌、安全、易控的优点，用连续的氦氖激光治疗内、外、儿、五官、妇、口腔、皮肤和神经各科共约二百多种疾病均有较好的疗效，并且在治疗某些疾病上疗效优于传统针灸并可弥补其不足之处。认为光针将在无创痛针灸领域中扮演主角。但是，要求广大激光工作者要更广泛深入地进行研究，如从激光照射经穴的功率、光斑、深度、时间以及传感对人体生理、病理、疾病预后、疗效等之间的关系方面进行研究，以进一步揭示光针对人体经穴作用的机理。

5

附图1-9 有关"无创痛针灸学"的介绍（5）

"經絡"的教学体会

江西中医学院　魏　稼

經絡學說是中醫基本理論的組成部份之一,是内經課的一个章节。

本章共分两大部份,第一部份是总論,介紹了学习經絡學說的重要性,經絡的区别与相互关系,經絡學說的基本内容,經絡的作用四个問題,这一部份通俗系統易于領会,第二部份是各論,讲授了十二經脉,奇經八脉,十五別絡的循行及主病,由于内容錯綜复杂,理解較为困难,因而要特別注意内容安排及教学方法。

同是一个内容,由于安排的先后次序不同,而教学效果也就不一样:以十二經脉的循行一节为例,是先談一般概念还是先介紹具体内容,就是值得研究的。在前几次教学中我是先介紹一般概念,如十二經脉是"阴阳相貫、如环无端",是手三阴从胸走手,于三阳从手走头……然后再讲述十二經循行的具体途径,这样一来效果就不够好,因为抽象的概念是从具体事物中概括出来的,假如不先将十二經每經的循行分布交接等具体情况弄清楚,就提出"阴阳相貫,如环无端"等等一系列的原則性的概念,即使反复举例,也是很难合人理解的。后来,接收了这一教訓采取由具体到抽象的方法,教学效果大为提高。

同样性質的内容,由于經文具体情况不同,而安排的方式有异,例如十二經脉与奇經八脉,每經經文都包含了循行与主病两大部份,在教学时是先将所有經脉循行讲完,然后再讲主病,或按經文順序把循行主病……一經

一經讲下去呢?我在敎十二經脉时是采用了前法,在讲述奇經八脉时采用了后一法,因为:①十二經脉是循环灌注周流不息的,因而有必要直線的把循行分布讲下去,使系統性更强,而奇經八脉又有整体循环,所以就不必如此。②十二經每經經文都讲到了虚实的脉診与治疗原則,如果讲完之后綜合提一下,既可避免在細小的問題上糾纏,又可节省时间,多讲重点内容。

在讲授經脉循行时,既要使学生通曉經文詞句含义,又要掌握經脉循行路綫,在这种情况下,有人說应先解詞句,后談循行,也有人說应先談循行,后解詞句。通过敎学使我体会到这两种方法都有問題,詞句本身是說明循行分布,割裂开来显然不够恰当,同时教材有詞解和語譯,大可不必花时间去重复。后来我在敎学上将两者結合起来进行,例如在談到手太阴肺經时,先將图挂好,然后唸經文:"起于中焦,下絡大肠……同时在图上指出中焦是胃中脘部,这样,学生既明确了循行路綫,又能对詞句的理解更加形象化,当你提到中焦而立即指出中脘时,学生就很快意識到中焦即胃中脘,不需要作什么口头解释就已明若現火了。

多运用对比方法,可以培养学生对事物的鑑別能力,抓住各个事物的内部特征,使概念更加明朗化,同时又能把課程讲得更加生动,和复习已經讲授过的内容,以增强学生的理解和記忆。如在讲完奇經的兩維及兩蹻脉之后,由于

46

附图 1–10 《"经络"的教学体会》(1)

阳维与阳跷都分布在下肢外侧，而阴维与阴跷都分布在下肢内侧，究竟有何区别，不进行对比就糊糊不清，对比之后，得出"维在跷之前，跷在维之后"的结论，概念就更加明确了；又如讲完手阳明经分布之后也不妨与前面讲过的手太阴肺经对比一下，肺经分布在上肢内前侧，大肠经分布于上肢的外前侧，都是上肢前侧，不过有内外的不同，一阴一阳，一表一里的配偶关系也更旣突出，经脉主病也可进行对比，如手少阳与手阳明均可发生五官方面的病变，通过对比可了解，少阳以耳病为主，阳明以口齿病为主。其次，还可以用对比方式进行小结或总结，如在讲完经络各论之后我就用了下面这张表对十二经、奇经、十五络进行了分析。

区别点／经络	十 二 经 脉	奇 经 八 脉	十 五 别 络
循 行 方 向	有向上向下不同，且有规律	多向上，不够规律	有向上向下不同，但无规律
分 布 范 围	遍 及 全 身	未 及 上 肢	多在四肢近末端
分 布 深 浅	较 深	较 深	较 浅
分 布 纵 横	直行（与四肢躯干并行）	多 直 行	多横斜不定
生 理 作 用	运 行 气 血	调 节 气 血	沟通表里经
与 脏 府 关 系	直接联属五脏六府	与奇恒之府关系较密切	与内脏联系少
发 生 病 症	有脏府病经络病	多是妇科病	少是体表关节病
有 无 专 穴	全 有	仅任督二脉有	全 无

注意课程内容的前后联贯，可以使学生善于把事物联系起来进行观察分析，不孤立地去看待问题，同时也能复习已经讲授过的内容。至于如何联贯，既可以联系到本章已经讲过的内容，也可联系本章以前的内容，例如谈到十五络的行走方向虽有向上向下的不同，但不象十二经那样有规律时就可以提出这样一个问题："十二经的循行规律又是怎样的呢，"这问题虽已讲过，但骤然问起，学生未必能正确回答，这时，教师可以提一下："其规律是：手之阴经都是从胸走手……"（在方法上亦可要学生回答，因为从他们回答正确与否，教师能进一步了解学生过去的接受程度和检验以往的教学效果）；又如在讲到手厥阴的病症主要是心胸病及神志病时，即可附带提到前面讲过的"藏象"及本经循行，由于心主神明，包络代心行令，故本经多神志病，又由于本经起自心胸，故又多心胸病。

任何事物有主次之分，课程内容更不例外，所以在讲授课程中必须强调重点突出，分清主次。怎样把它贯彻到实际教学工作中去，

①可以对重点问题在课堂讲授时指出，如讲完经络的基本内容时，就可提出其中以十二经脉为主要；②反复的细致的讲解，在重点问题上，可安排较多的时间，力求把问题讲透讲深，如十二经的循行主病问题就应该这样；③对于重点问题中的最主要部份又要分别对待以足阳明经的主病为例，经文叙述其症状甚多，但要全部举握和记忆又有困难，这就必须指出，本经以胃肠病为主。

由于内经讲义，目前多是辑录原文，系统性较差，学生往往在学完之后，只有一些零散的印象，形成记忆和理解上的困难。如何克服这个不良现象，我以为应该多注意找出规律进行小结，例如我在讲完十二经循行时就用了下面的示意图进行归纳。

利用这张表说明十二经循行有如下几项基本规律：①十二经是循环不息的；②十二经与五藏六府的关系是阴经属藏阳经属府；③十二经的表里关系；④十二经的循行方向；⑤十二经的分布情况。

以上是个人在教"经络"中的一些体会，下

附图 1-11 《"经络"的教学体会》(2)

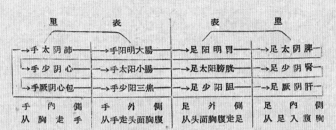

面再谈一下在本章教学中的两个主要缺陷：①运用直观性原则不够，虽然也用不少图表，但没有用到模型，尤其是忽视了自然物的直观，例如在讲授经络循行时，如果能采用人体划线标出十四经的教学实习方法进行，效果一定会更好，印象就会更深，正由于我没有做到这一点，同时在时间上安排得较紧一些，所以学生在学完之后，虽然理解，但难于记忆，②课前布置学生预习不够，以致在解释词句上多花了一些时间而冲淡了课程主题，不能用更多的时间来讲解课程的精神实质，产生了在词句上兜圈子的偏向。

附图 1-12　《"经络"的教学体会》(3)

附录二　魏稼教授与学会发展之路

见附图 2-1 至附图 2-17。

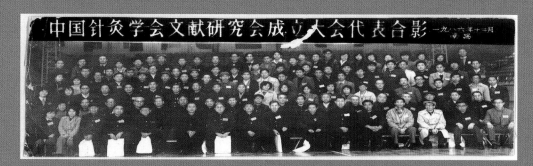

附图 2-1　中国针灸学会文献研究会成立大会代表合影（1986 年 12 月，江西南昌）

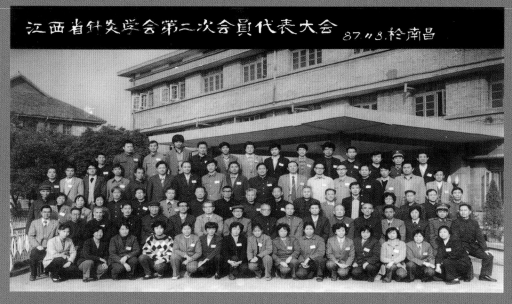

附图 2-2　江西省针灸学会第二次委员代表大会成员合影（1987 年 11 月，江西南昌）

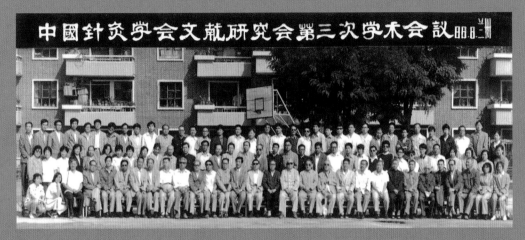

附图 2–3　中国针灸学会文献研究会第三次学术会议代表合影（1988 年 8 月，甘肃兰州）

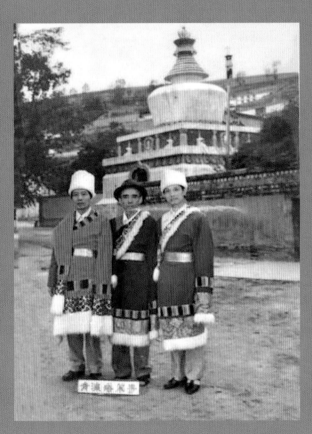

附图 2–4　中国针灸学会文献研究会第三次学术会议期间，
李鼎（左）、魏稼（中）、宋南昌（右）在塔尔寺

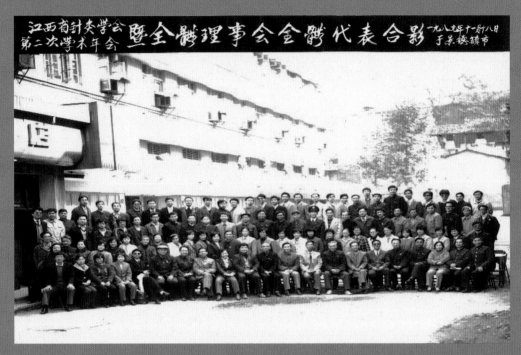

附图 2-5　江西省针灸学会第二次学术年会暨全体理事会代表合影（1989 年 11 月，江西景德镇）

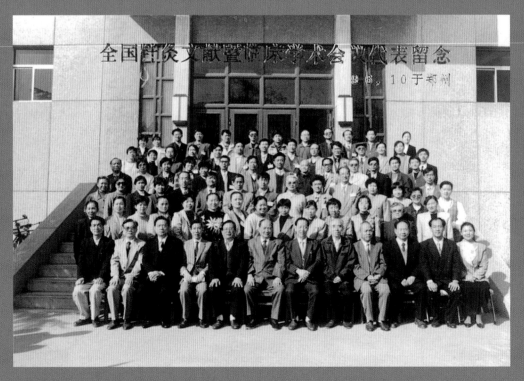

附图 2-6　全国针灸文献暨临床学术会议代表合影（1996 年 10 月，河南郑州）

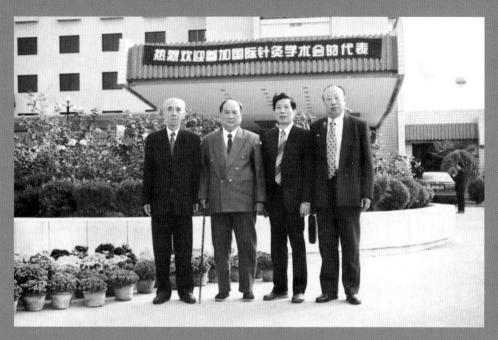

附图 2-7　全国针灸文献暨临床学术会议期间，魏稼、邵经明、李鼎、张缙合影

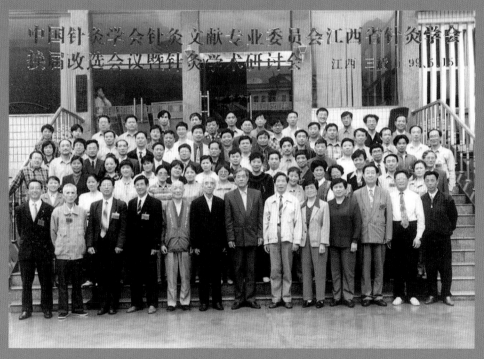

附图 2-8　中国针灸学会针灸文献专业委员会、江西省针灸学会换届会议暨针灸学术研讨会
代表合影（1999 年 5 月，江西上饶）

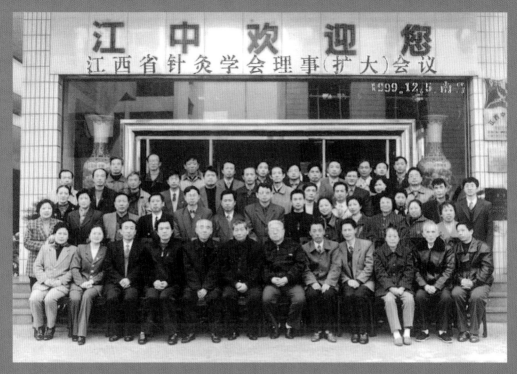

附图 2-9　江西省针灸学会理事（扩大）会议代表合影（1999 年 12 月，江西南昌）

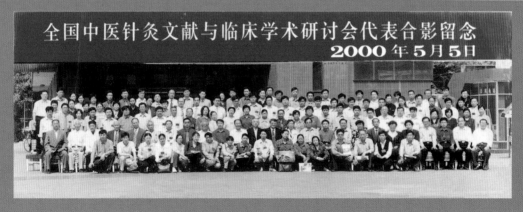

附图 2-10　全国中医针灸文献与临床学术研讨会代表合影（2000 年 5 月，河南安阳）

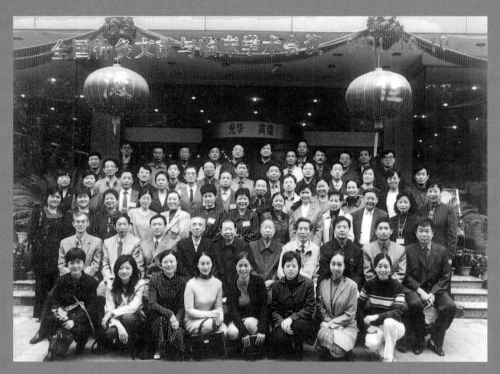

附图 2-11　全国针灸文献与临床学术会议代表合影（2001 年 10 月，陕西西安）

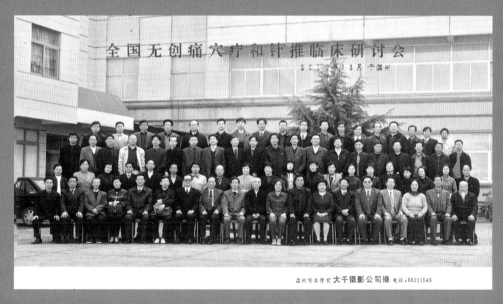

附图 2-12　全国无创痛穴疗和针推临床研讨会代表合影（2001 年 11 月，浙江温州）

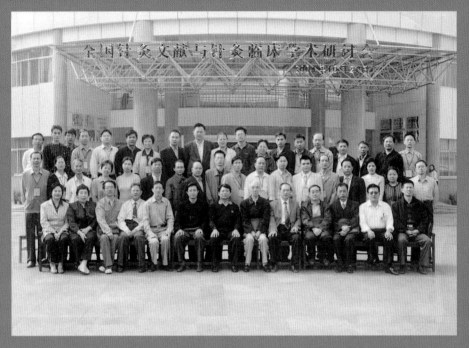

附图 2-13　全国针灸文献与针灸临床学术研讨会代表合影（2004 年 10 月，江西赣州）

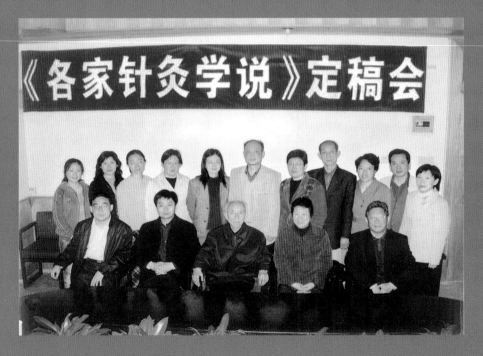

附图 2-14　《各家针灸学说》定稿会（2006 年，广东广州）

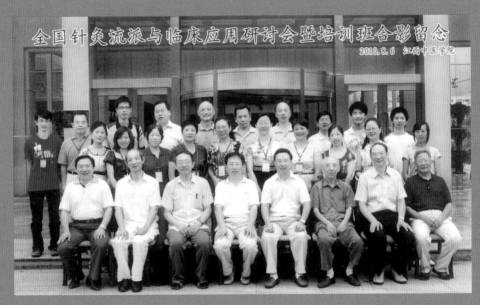

附图 2-15　全国针灸流派与临床应用研讨会暨培训班合影留念（2010 年 8 月，江西南昌）

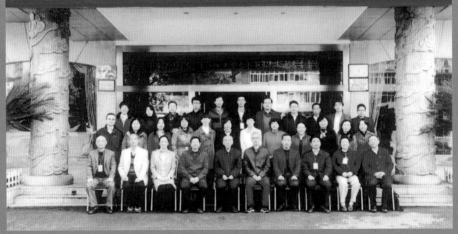

附图 2-16　全国针灸流派与临床应用研讨会参会代表合影留念（2012 年 11 月，江西鹰潭）

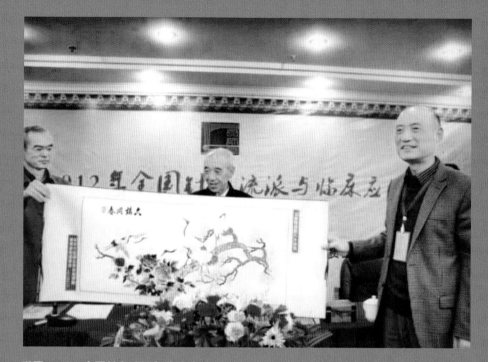

附图 2-17　全国针灸流派与临床应用研讨会期间，袁宜勤老师受严洁教授委托，代为献
寿湘绣《六鹤同春》图

附录三 魏稼教授手稿

见附图 3-1 至附图 3-8。

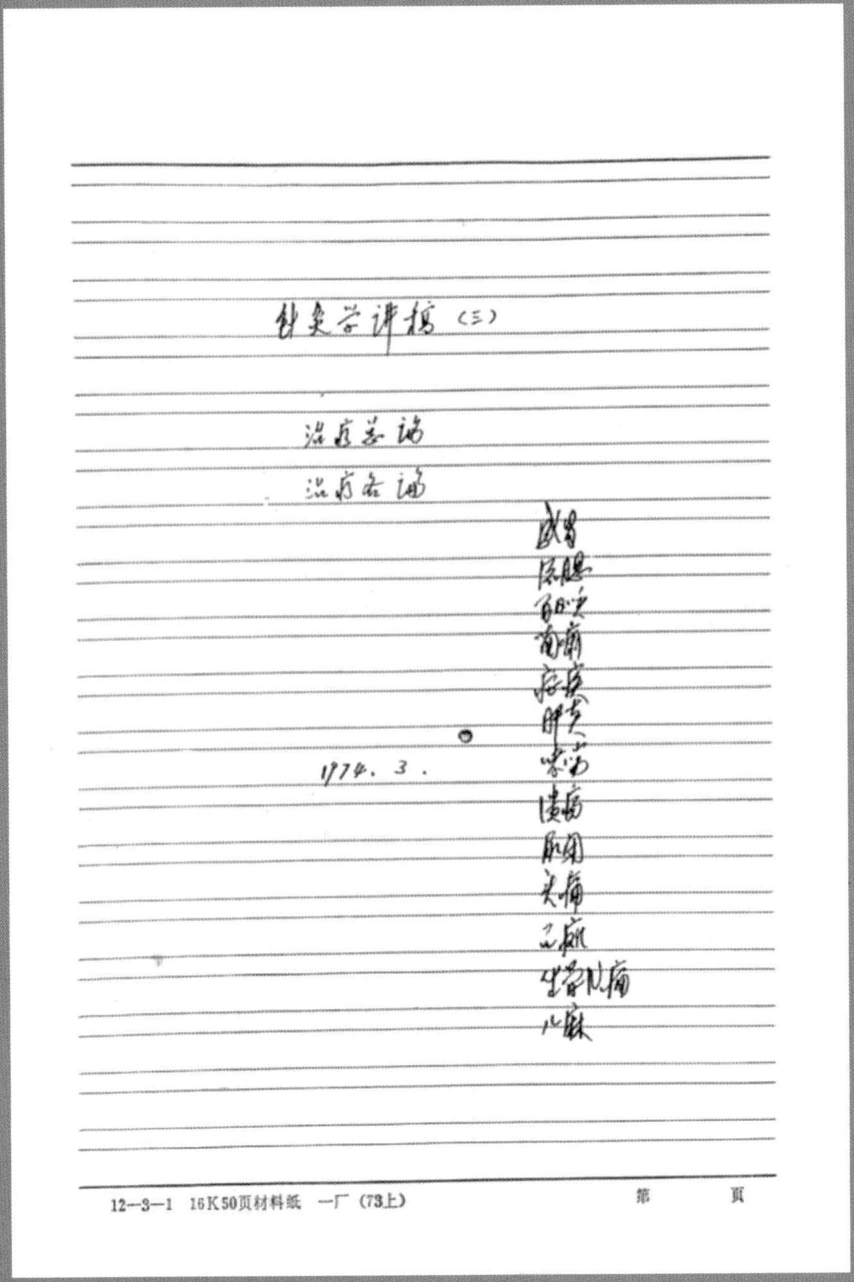

附图 3-1 魏稼教授手稿（1）

针灸辨证施治

目次

1.脑血管疾患	17	13.流脑	82	25.头痛	124
2.高血压病	23	14.乙脑	84	26.腰痛	126
3.肺结核	28	15.肺炎	87	27.流行性腮腺炎	132
4.淋巴结结核	39	16.阳萎	90	28.急性扁桃体炎	135
5.流感	43	17.神经衰弱	93	29.白喉	137
6.疟疾	46	18.癫痫	97	30.聋哑	140
7.支气管哮喘	52	19.精神病	101	31.小儿麻痹症	144
8.溃疡病	58	20.癔病	106	32.痛经	150
9.传染性肝炎	64	21.菌痢	109	33.闭经	153
10.坐骨神经痛	70	22.阿米巴痢	115	34.子宫脱垂	157
11.风湿病	74	23.[illegible]痛	117	35.滞产	159
12.急性阑尾炎	80	24.丝虫病	121	36.乳汁不足	162

1964年春.

12—3—2 16k 50页材料纸 (湖印 73.5) 第 页

附图 3-2 魏稼教授手稿（2）

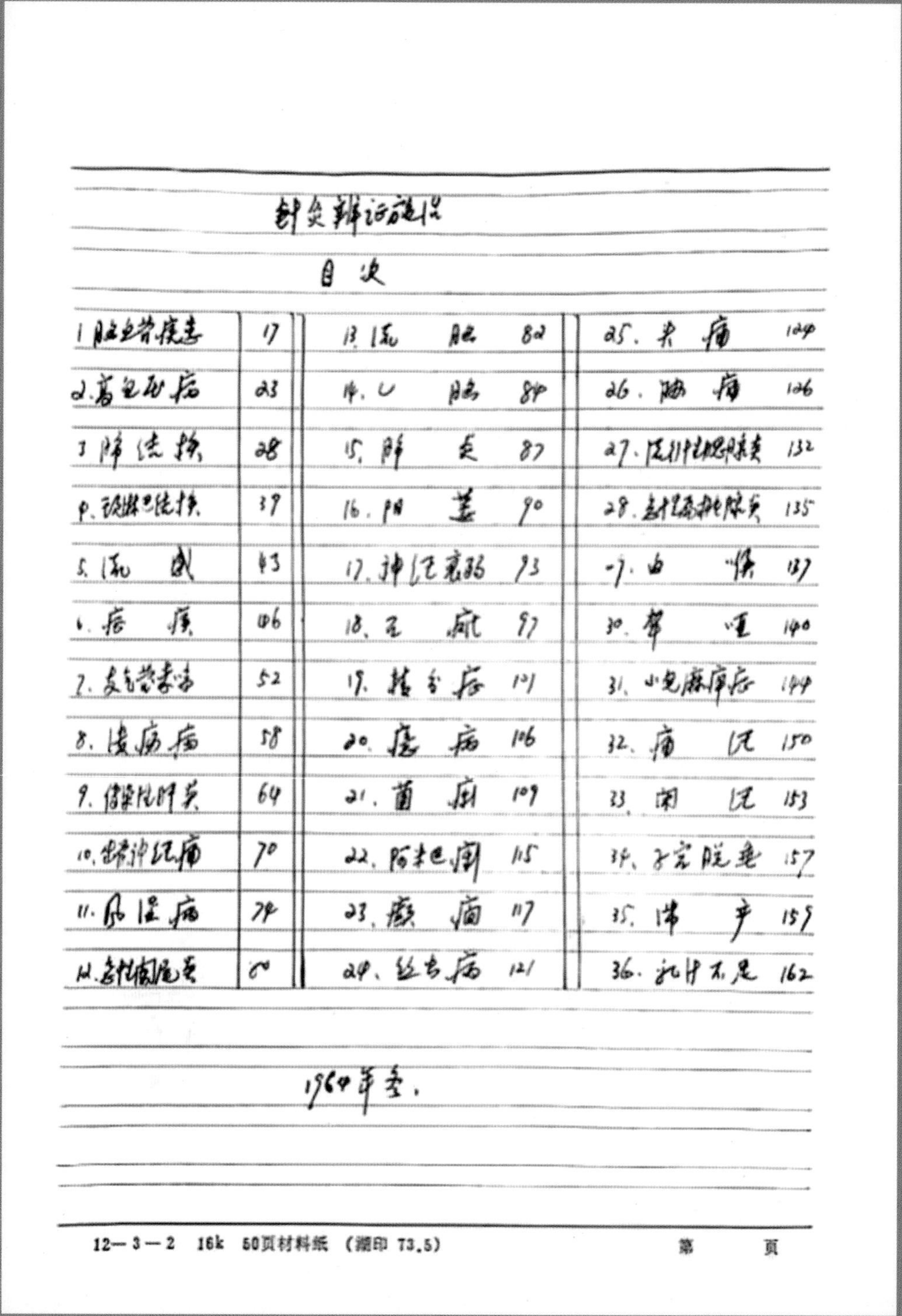

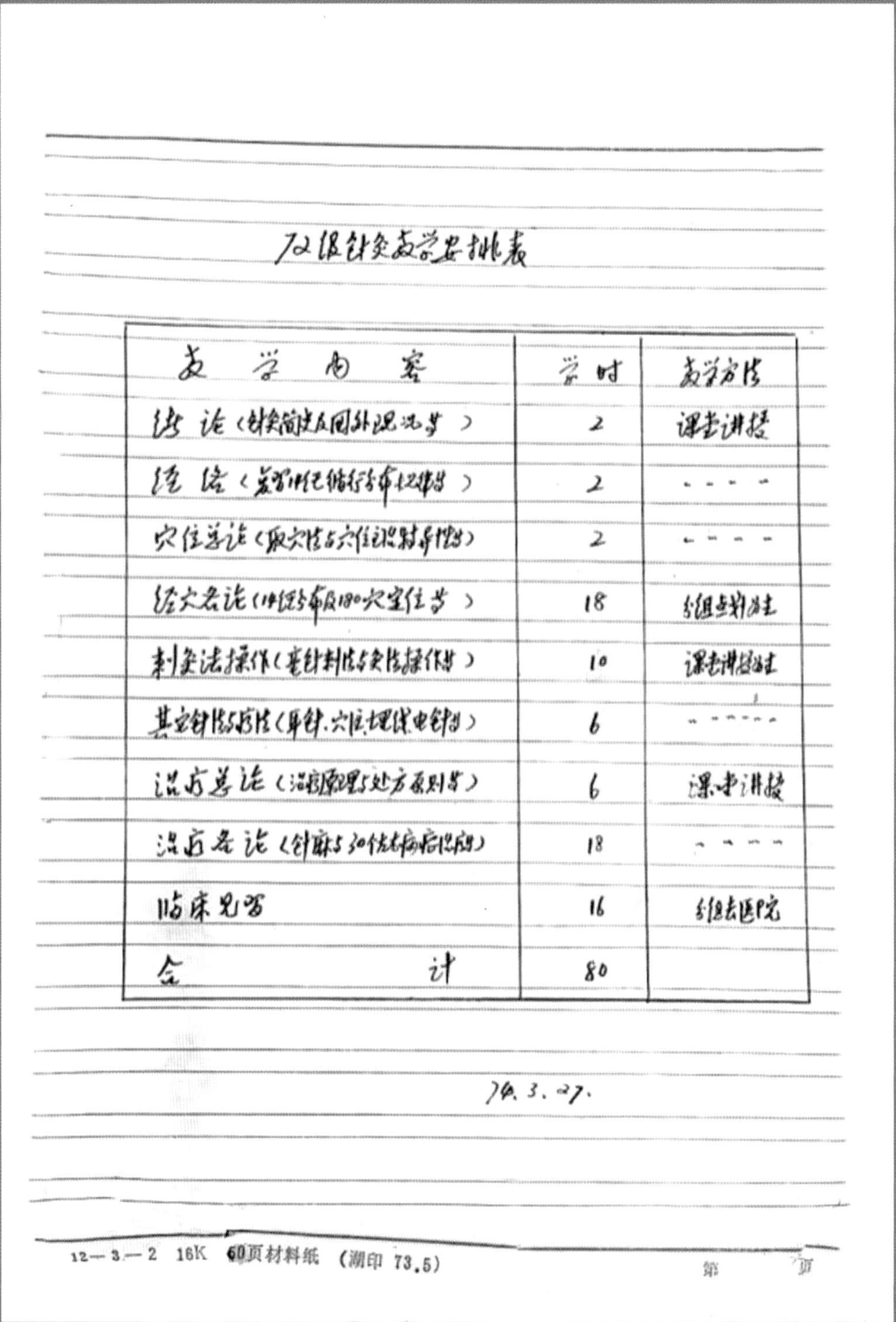

72级针灸教学安排表

教　学　内　容	学时	教学方法
绪　论（针灸简史及国外概况等）	2	课堂讲授
经　络（经络流注循行部位等）	2	〃
穴位总论（取穴法与穴位认识等）	2	〃
经穴各论（14经5部180穴定位等）	18	分组点穴法
刺灸法操作（毫针刺法与灸法操作）	10	课堂讲授为主
其它针法与灸法（耳针、穴位埋线电针等）	6	〃
治疗总论（治疗原理与处方原则等）	6	课堂讲授
治疗各论（针麻与30种病症治疗）	18	〃
临床见习	16	分组去医院
合　　　　　计	80	

76.3.27.

附图3-3　魏稼教授手稿（3）

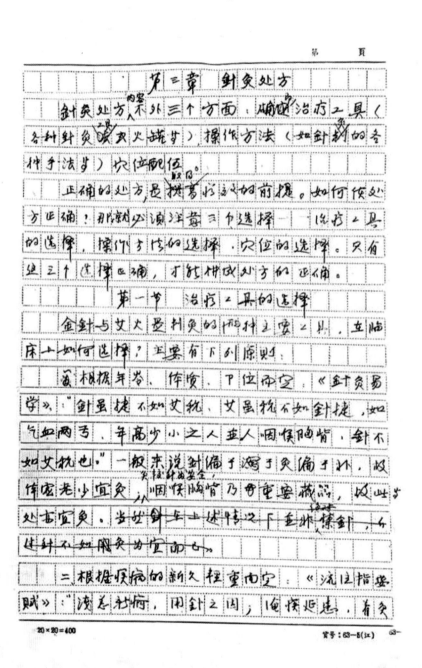

附图 3-4　魏稼教授手稿（4）

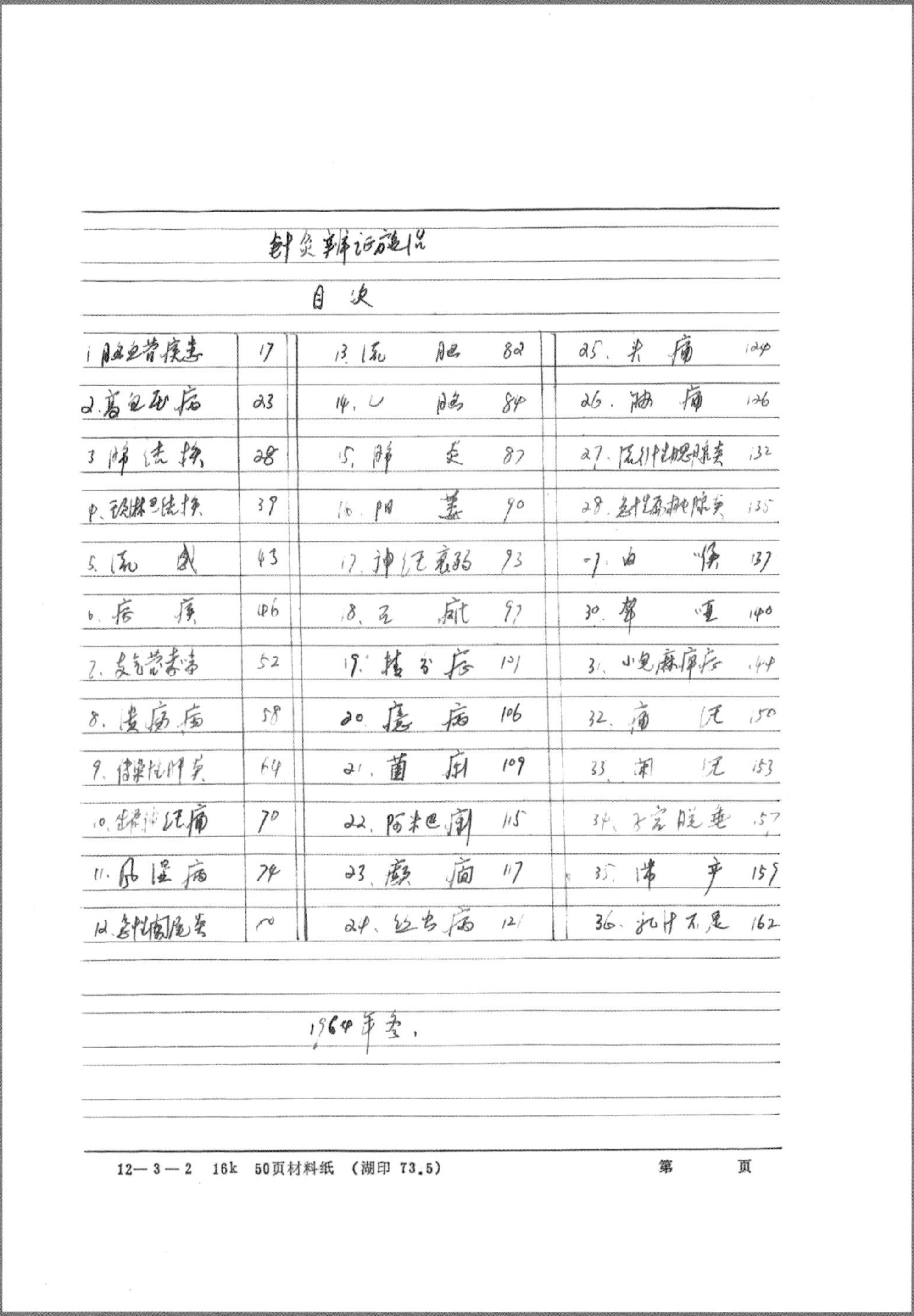

针灸辨证施治

目 次

1964年冬.

12—3—2 16k 50页材料纸（湖印 73.5）　　　　第　　页

附图 3-5　魏稼教授手稿（5）

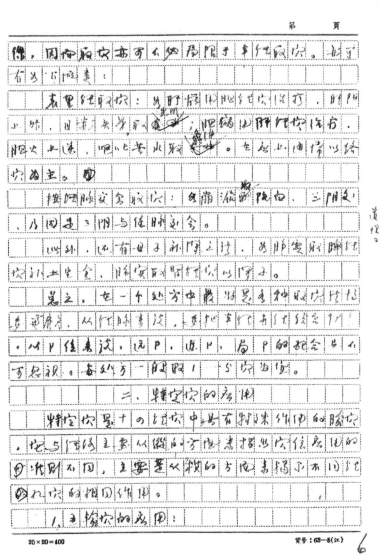

附图 3-6　魏稼教授手稿（6）

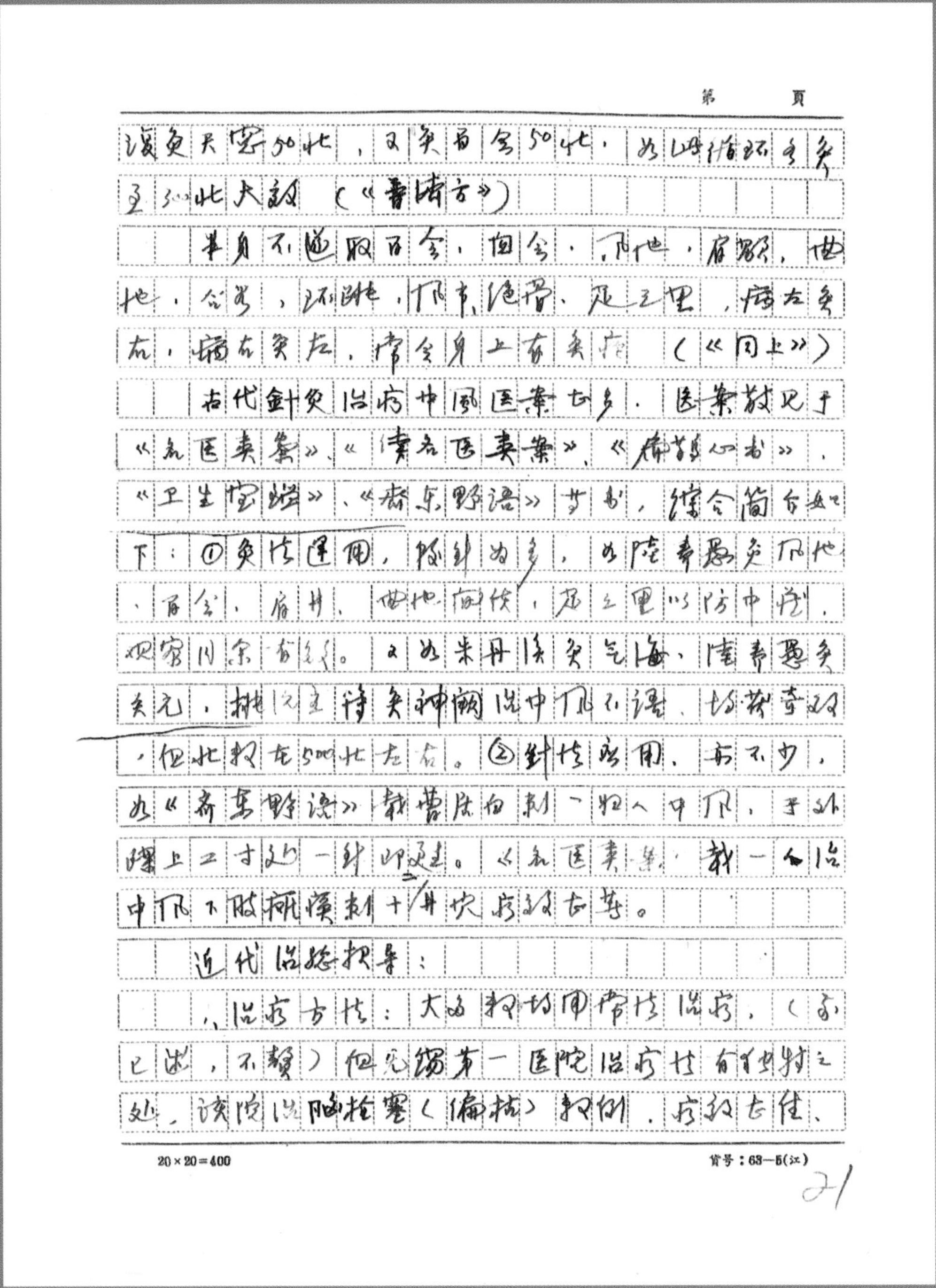

缓灸天突如此，又灸百会50壮，以止咳嗽为务，至此大效。（《普济方》）

半身不遂取百会、囟会、肩髃、肩髎、曲池、合谷、环跳、阳陵泉、绝骨、足三里，痛左灸右，痛右灸左，宜令身上有灸疮。（《同上》）

古代针灸治病中风医案甚多。医案散见于《古今医案集》《续名医类案》《儒门事亲书》《卫生宝鉴》《寄东野语》等书，综合简介如下：①灸法运用，取针为多。以陆春愍及历代百会、肩井、曲池风市，及三里以防中风，及窦材灸方法。②以米丹朱灸气海、隐藏愍灸关元。期以主待灸神阙治中风不语，均获奇效，但壮数在500壮左右。②针法应用，亦不少。如《寄东野语》载曾忽患左瘫一妇人中风，手外踝上二寸处一针即复生。《古今医案》载一人治中风不时枫痰刺十井穴获好结果。

近代治验报导：

一、治法方法：大多均均用传统治病。（不已述，不赘）但无锡第一医院治病甚有创造之处，该院以脑挫塞（偏枯）较例，亦约甚佳。

附图 3-7　魏稼教授手稿（7）

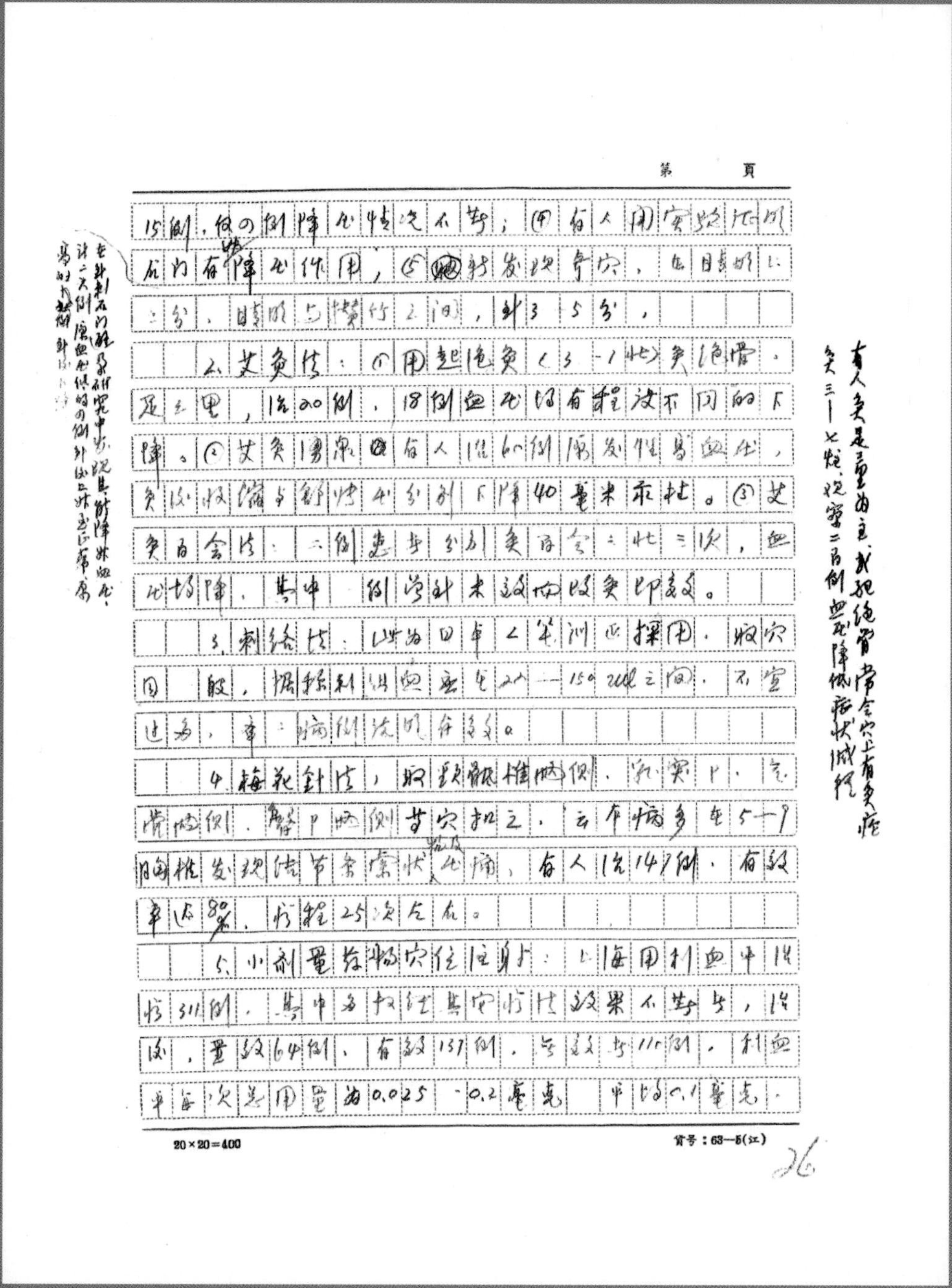

第　页

15例，仅4例降血糖作用不等；(4)有人用实验证明应用有降血糖作用，(5)针灸挟脊穴，在胸椎1、2间，胸椎5、6之间，针3-5分，

2.艾灸法：(1)用麦粒灸(3-7壮)灸绝骨，足三里，治20例，18例血糖均有程度不同的下降。(2)艾灸涌泉：有人治60例原发性高血压，灸后收缩压舒张压分别下降40毫米汞柱。(3)艾灸百会法：一例患者分别灸百会三壮三次，血压均降，其中一例当针术后放灸即效。

3.刺络法：此为日本人笔川所采用，取穴同上，据报刺出血量在20-150ml之间，不宜过多，有一病例治疗有效。

4.梅花针法：取颈椎、胸椎两侧、气实P、气常两侧，腰P两侧等穴轮之，二个病多在5-9月内发现结节条索状、压痛，有人治14例，有效率达80%，疗程25次左右。

5.小剂量药物穴位注射：上海用利血平注射311例，其中各种证型的疗效果不等，治愈、显效64例，有效137例，无效110例，利血平每次总用量为0.025-0.2毫克，平均0.1毫克。

20×20=400　　貨号：63—5(江)

26

附图 3-8　魏稼教授手稿（8）

后　记

2002—2007 年，我受邀为江西省康复医院附属护理实验学校（校址开始在青山湖畔的原江西省工人疗养院内，后迁至迎宾大道）及江西大宇学院（湾里）针灸推拿班上针灸学课程，魏稼老师得知此消息后，毅然把珍藏多年的一笔一画写出来的《针灸学讲稿》送给我，目的是希望我在备课时多一份参考资料。但鉴于我上课处系民办学校，教材为《针灸学》，内容编排为基础课、临床课合在一起，所以根据教材来备课，别的版本教材显然不是很适合照着拿来为我所用。空闲时我曾打开过魏老讲稿，见最早一份备课稿为 1964 年冬，最后一份为 1974 年。其内容包括总论、各论、处方用穴，对常用治疗手段都有详细的论述。讲稿字迹清楚、端正，彰显书法功底。

近几年，随着本人名老中医工作室的建立，学术团队将魏稼老师的讲稿进行了悉心的整理。仔细研学，发现它既是备课稿，又像教材，但又有别于教材，所含内容也丰富，古今文献均有搜集，常用腧穴经络、处方治法无所不包，仍广为今用。所以，我萌发了编写《魏稼讲针灸》的设想构思。

江苏省海安市中医院主任中医师、国家级名老中医夏治平，湖南省针灸学会原会长、教授、主任中医师严洁，江西省中医药管理局原局长程兆盛教授欣然为本书作序，同仁黄佩佩、刘念等给予了大力支持，特在此表示感谢！令人遗憾的是，《魏稼讲针灸》尚未出版，曾为该书作序的夏治平教授因车祸于 2021 年 2 月 23 日仙逝。夏老是魏老的同窗同学，现只有缅怀，继承先辈遗志，发扬光大中医针灸。

宋南昌

2022 年 1 月